改訂版

病気を治す

気功療法実践

劉貴珍著
李敬烈訳

新泉社

改訂版『病気を治す 気功療法実践』序文

帯津良一

がん治療の現場でホリスティック医学を追い求めて三十五年。いまでは万人向《ばんにんむ》きの方法論というものはなくて、その人に合った、からだに働きかける戦術、こころに働きかける戦術、そしていのちに働きかける戦術を選び出し、統合することによって個性的戦略を作り上げることがホリスティック医学であると考えています。

からだに対しては、からだに生じた故障を直すべく、治しの戦術を選び出しますが、主として西洋医学がこれを担当します。こころに対しては各種心理療法を駆使しますが、大事なのは治療者と患者さんとの関係性の効果です。両者がいかにこころを一つにできるかに留意します。そして、いのちに対しては自然治癒力を高める癒《いや》しの戦術を選びますが、多くの代替療法と患者さんが自らおこなう養生がこれを担当します。

養生とは生命を正しく養《やしな》うこと。従来の養生が、からだを労《いたわ》って病を未然に防ぎ、天寿を全うするといった守りの養生なのに対して、ホリスティック医学の養生は、日々いのちのエネルギーを勝ち取っていき、死ぬ日を最高に、その勢いを駆《か》って死後の世界に突入するといった、いわば生と死の統合を目指す、攻めの養生であることを提言し、これを追求してきました。

つまり、ホリスティック医学とは医療と養生の統合をもってスタートとし、生と死の統合をもってゴールとする大きな医学です。当然のことながら、そこに寄与する養生もそれなりのスケールを持っていなければなりません。からだの養生としては体力の衰えを極力防ぐための食と運動に対する適切な配慮であり、こころの養生としては生命の躍動（エラン・ヴィタル）を促す心のときめきであり、いのちの養生としては、日々気功に親しむことによって、生きながらにして、いつの日か虚空《こくう》と一体となることです。

ということで、気功は終始、わがホリスティック医学の中核を成してきました。いまでも院内の道場では十二種類の功法が一週間に三十齣《こま》繰り広げられています。リーダーはすべて病院の職員と患者会の世話人です。私自身も二齣担当している上に、攻めの養生を追加すべく、『帯津良一場の養生塾』を二十年来、併せて主宰しています。

まさに気功三昧《ざんまい》ですが、その気功三昧の心の拠《よ》り所《どころ》が、何を隠そう、本書なのです。わが気功人生のバイブルといってもよいでしょう。本書の邦訳が出る以前ですから一九八〇年代だと思

いますが、他の本の引用で、

正気を養うことを主たる目的とする自己鍛錬法を、「気功」と呼ぶことにしたのである。

という文章を知ったのです。

感動しました。そして白隠《はくいん》さんの『夜船閑話《やせんかんな》』の序文にある、

菩薩《ぼさつ》の威儀《いぎ》に学び、

とはこのことだと悟ったのです。ただ一度の提言で、世に受け容れられ、あっという間に中国全土に定着してしまったということは、いかに劉貴珍先生の存在が大きかったかを推量させるものです。そして、この本の邦訳初版本を手にして、ますますその意を強めた次第です。

そもそも気功と私との出会いは一九八〇年の九月に遡《さかのぼ》ります。当時、外科医として食道がんの手術に明け暮れするなかで、西洋医学の限界のようなものを感じ、その限界を補うものとして中国医学に目を付けたのです。中国医学がどのようにがん治療に貢献しているのかをこの目で確かめるために、東京都の衛生局《えいせいきょく》（現・福祉保健局）の厚意で、北京市がんセンターの招聘《しょうへい》を得て初めての訪中と成ったのです。

初めての北京で忘れられないシーンがあります。当時、鍼麻酔《はりますい》によって世界に勇名をとどろかせていた北京市肺がん研究所で手術を見学することになったのです。迎えてくれたのは、これまた肺がん手術の世界的権威にして中国医学にも造詣が深い辛育令《しんいくれい》先生です。
手術室では肺がんの手術がまさに佳境に入っています。開胸創《かいきょうそう》に当てられた布片《ふへん》の汚れ具合《よご》からすると、執刀からちょうど一時間というところでしょうか。三人の術者が一斉に手術の手を休めて歓迎の会釈です。こちらも会釈を返して、患者さんの顔を見ると、これがまた会釈をするではありませんか。これには度胆《どぎも》を抜かれました。左胸が大きく開いているのですから。鍼は左腕の外関《がいかん》と三陽絡《さんようらく》に一本ずつ刺してあるだけです。
手術が済んで辛育令先生にうかがったところ、鍼麻酔の効果を確実にするために、患者さんには術前三週間の気功を義務づけているといいます。この時点で、日本のメディアを通じて気功というものの存在は知っていました。草分け的な存在として津村喬《つむらたかし》さんと星野稔《ほしのみのる》さんの名前も心に留《と》めていました。しかし、気功そのものはまだ見たことがなかったのです。
気功を拝見したいと申し上げたところ、いまも病院の中庭でやっていますから、どうぞということで中庭へ。十人ほどの患者さんが円陣を組んで練功中。一見して、
あっ！　これは呼吸法だ！
と覚《さと》り、次いで、
がん治療に対する中国医学のエースはこれだ！

と直観したものです。

　この北京での気功との出会いがご縁で、中西医結合によるがん治療を旗印にかかげた、気功道場のある病院を郷里の川越に開設したのが一九八二年一一月。やがてホリスティック医学へと歩を進め、日本ホリスティック医学協会の設立が一九八七年九月。その間、中国気功界との交流は日を追って、その広がりと深まりを増していきました。

　あこがれの北戴河《ほくたいが》訪問は一九九三年六月、ひょんなことから実現したものです。北京市がんセンターで仲良しになった李岩《りがん》先生のご子息で新聞記者をしていた李志剛《りしごう》さんが何かの取材のために北戴河気功療養院を訪れた際、たまたま私のことが話題になり、その結果、私の初めての北戴河訪問が実現したというわけです。

　北戴河は北京から東に汽車で七時間ほどの渤海湾《ぼっかいわん》に面した景勝《けいしょう》の地。海岸の松林の中に療養院の建物が点在していました。その此処彼処《ここかしこ》で太極拳をはじめ、さまざまな練功風景が繰り広げられていました。早朝の澄みわたった青空に谺《こだま》する、練功を指導する劉亜非《りゅうあひ》さんの声がいまでも鮮やかに蘇《よみがえ》ってきます。劉亜非さんは劉貴珍先生の娘さん。このときが初対面ではありませんでしたが、彼女のすばらしい気功を初めてまのあたりにしたのです。

　劉貴珍先生のお弟子さんで、本書の「日本語版への序」を書いている張天戈《ちょうてんか》さんとも親しく接することができました。彼の司会で、松林のなかの講堂のようなところで、講演をする機会にめぐまれましたが、わが生涯の佳《よ》き思い出です。そして蛇足《だそく》ながら申し上げますと、陶《とう》副院長と毎夜酌み交わした酒もうれしい思い出の一つです。

その後も、張天戈さんが大会委員長をつとめた北戴河国際気功学術会議をはじめ、何回か北戴河を訪れる機会にめぐまれましたが、いちばんの思い出はなんといっても、一九九六年八月二六日に開催された、「北戴河気功康復《こうふく》医院四十周年記念式典」と「劉貴珍先生銅像の除幕式」を同時におこなった一日です。

四十周年記念式典の話は前以て情報として入っていたのですが、仕事が忙しく出席は無理と判断していたのです。ところが直前になって、劉亜非さんからの手紙です。父の銅像の除幕式もおこなうので是非来てくれというのです。敬愛して止まない劉貴珍先生の銅像の除幕式とあっては行かないわけにはいきません。

大変でした。前の日まで講演があって、結局夕方の便で上海に行き一泊して、翌朝の早い飛行機で秦皇島《しんのうとう》へ。なんとその際、やはり北戴河に向かう上海市気功研究所の黄健《こうけん》所長と乗り合わせたのです。北戴河で一泊して翌日セレモニーに出席して、その翌朝また汽車で七時間かけて北京までもどり、一泊して東京に帰ってきました。まるで駆足《かけあし》です。

しかし、記念式典のアトラクション、劉亜非さんを中心に一〇〇人の繰り広げる太極拳はまさに圧巻。感動そのものでしたし、劉貴珍先生の銅像の除幕式は後にも先にも一回しかないわけですから、それに列席できたということはわが生涯の宝物です。

真っ青な空を背景に、合図とともにスルスルと赤い布が下がって銅像が姿を現す。これを日本人で見たのは私と同行した鵜沼宏樹《うぬまひろき》さんだけだったろうと思います。やっぱり来た甲斐があったと、その瞬間、しみじみと思ったものでした。それも宝物の一つです。
かように思い出は尽きませんが、このあたりで本書の話にもどりましょう。

前述したように劉貴珍先生は、

正気を養うことを主たる目的とする自己鍛錬法を、「気功」と呼ぼう。

と提言し、気功の地位を確固たるものにした上で、

気功の「功」は練功の熟練度、深まりのことで、実際に練習の深まりというものがなければ、決してよい効果は収められないものである。

と気功の奥義《おうぎ》を喝破《かっぱ》しています。私の病院の患者会の世話人の方々はがんの手術をして三十年ほどした人がほとんどですが、そのなかで再発した人が一人もいないのを見ても、その効果が実感としてわかります。
そして、全体観というものを重視しています。これはローマの名医ガレノスに端を発し、一九

世紀のフランスの細菌学者ルイ・パスツールによって頂点をきわめた分析的医学に異を唱えたアンリ・ベルクソンの、

分析ばかりしていても人間丸ごとをつかむことはできない。

という考えにつながるものです。

それでいて、呼吸と自律神経との関係のような、当時としては最新の西洋医学の研究成果に言及しているのですからさすがです。気功の対象はからだではなく、いのちです。いのちとは内なる生命場のエネルギー。このエネルギーがなんらかの理由で低下したとき、これを回復すべく働く、生命場に本来的に備わっている能力が自然治癒力です。

気功は身体の故障を直す〝治し〟の方法ではなく、自然治癒力を高めることによって生命のエネルギーを高める〝癒し〟の方法です。だから、第6章に詳述されているような個別的な疾患を対象とするものではありませんが、実際には、疾病というものは生命場に帰因するものだけではなく、身体にもこころにもそれなりにかかわっています。そこで経絡的《けいらくてき》配慮あるいは西洋医学的配慮を加えた観点もTPO次第で必要になってくるのです。

このように本書は養生と医療の統合としての気功について隈《くま》なく語っています。その上に無類の格調の高さです。劉貴珍先生ご本人については存じ上げませんが、劉亜非さんや張天戈さんを通してそのお人柄は十分に偲ばれるというものです。

あなたの気功の深みを一層増すために、そして世界の気功の発展のために、是非、本書を座右に置いていていただきたいと思います。そして、やれ天災だ！　やれコロナだ！　と凋落《ちょうらく》著しい地球の自然治癒力を回復すべく、手を携えて邁進《まいしん》していこうではありませんか。

日本語版への序

中国の伝統医療気功にはすでに三千年前からの歴史がありますが、本当の意味で発展して現代医学と結びつくようになったのは一九五〇年代からのことと言ってよいでしょう。劉貴珍先生はその医療気功を開拓した一人です。劉貴珍先生は中国でも最初の療養院の院長であり、主任医師でした。中国の伝統医療気功のために貴重な貢献をされた方であります。

劉貴珍先生はもともとからだが弱くいろいろな病気にかかり、二〇年代末から気功療法を学び始めて病気を治しました。そして、病が癒えてからは気功療法を掘り下げ、整理し、実験し、普及する仕事に従事されたのです。一九五五年に劉先生はその成果が著しいとして国の衛生部（日本の厚生労働省と同じ）から後押しされるようになり、その後こうした気功法を全国に広め、伝統的な医療の方法と現代科学を結びつけ、気功法とそのメカニズムの研究と臨床実践を並行して進められました。

　長年の実践によって証明された気功による医療的な健康維持の顕著な効果は、その弟子と助手たちの手で『気功療法実践』の一書にまとめられ、医療従事者、気功愛好者と研究者に提供されました。この本は実践に重きをおいているために、そう名付けられました。そして、中国国内で、気功療法が病気を治し健康を維持し、強いからだを作るだけでなく、生を養い長寿を得るのに役立つことが認められたのです。

　気功は、老若男女だれもができるものなので、日本の高齢化社会にもさらに大きな意義を持つことでしょう。

『気功療法実践』の「実践」の文字は二つの意味があります。一つはその効果が実践によって説明されているということ、もう一つは病人が自ら気功を続けなければならないということです。したがってこうした療法をセルフコントロール法とよぶことができるでしょう。これは気功の特徴の一つです。

　本書のなかで提唱されている三つの調《ちょう》（姿勢を調え、呼吸を調え、意念を調える）は、自己鍛錬の内容ですが、なかでも呼吸を調えることは、早く医療効果をあげるうえでは最も大切であります。

　劉貴珍先生は、さらに医療気功はかならず食事療法と結びつけねばならず、「調膳」（食事を調えること）によってこそ治療効果を高めることができると考えておられました。ですから気功医療は姿勢を調え、呼吸を調え、精神を調えるとともに食事を調えるという「四つの調整」が不可欠なのです。そのため、最近「断食」の意義が誇大に言われていることについては、注意しなければなりません。

劉貴珍先生は「気は内に養うのがよく」、「外にもらすのはよくない」と主張し、病状と個体差に応じて気功法を論じ、選択すべきだと考えておられました。

そのためには、動作は簡単で負担の少ないものでなければならず、力むようなものであってはいけません。動作が複雑で体力を消耗するようなもの、難しいものは医療気功とは言えず、むしろスポーツ、武術（武道）です。ですから、先生の内養功という気功法の名称は、先生の学術思想を体現しているものでもあるのです。

私の気功経験から言えば、功法は簡単なのがよく、動作は柔らかいのがよく、呼吸はゆっくりがよく、意識は集中しすぎないのがよく、自分で気功を行うことを大切にし、蚕が糸を出すようにコンスタントに気長にやるのがいいと思います。

劉貴珍先生が始められた医療気功の事業は中国全土に普及し、さらに多くの国に受け入れられるものとなりました。日本は医療気功の普及が比較的早い国の一つであり、昨年、日本気功協会の五周年の祝いに招かれて訪日した際、津村喬先生の招きを受けて関西気功協会を参観し、学術交流のなかで日本の気功愛好者と研究者が次第に増大しているようすにふれて、とてもうれしい思いをしました。中国伝統気功療法が世界人類の健康に奉仕するものでありたいという願いはすでに現実のものとなっています。

劉貴珍先生の『気功療法実践』を日本の気功愛好者と研究者に信頼できる書物として提供するとともに、日中の文化交流と日中の民衆の友好に新しい橋を架けることともなることを心から願っています。

一九九一年三月六日

中国北戴河気功康復医院
張　天戈

はじめに

中国の貴重な文化遺産である気功は、文献に残るだけでもすでに三千年もの歴史を有しています。人々の長年にわたる実践を通して証明されているように、健康維持、疾病治療に確実に効果があるものとして広く歓迎されてきました。

一九四〇年、私は重症の胃潰瘍でした。長期にわたる胃病の苦しさから、不眠にもなっていたのです。開放区の劣悪な医療条件のなかで、私は同郷の劉渡舟先生を紹介され、「内養功」の指導を受けることになりました。それから一〇二日間にわたり熱心に気功の練習を続けたところ、私の胃潰瘍はすっかりよくなり、その他の症状もしだいに軽くなったのです。

そこで私は、引き続き先生についてこの療法を学び、実験・研究をおこなっていくことにしました。一九五三年には、河北省衛生庁などの支援で唐山気功療養所ができました。その後、唐山気功療養所での臨床実験による治療効果が非常にすぐれていることから、中央衛生部からも支援を受けることになったのです。また、一九五六年には北戴河気功療養院が建てられ、さらに気功学習等のコースを開講したことにより気功は大いに普及していきました。

　こうして、広範な臨床経験の基礎の上に、私たちは古代の気功を使った養生法に関する書籍を参考とし、各方面の経験を総合して「内養功《ないようこう》」「強壮功《きょうそうこう》」にまとめ、のちに内功《ないこう》、導引《どういん》、八段錦《はちだんきん》等をもとに、「保健功《ほけんこう》」「行歩功《ぎょうほこう》」等を整理していきました。

　実践や文献の整理を通して、私たちは養生法の呼称は異なっていても、これらはすべて、身（身体）、息（呼吸）、心（意識）を鍛錬の手段として人体の正気《せいき》を養い、それによって病を除き、寿命を延ばそうとするものであるということを知りました。そこで古典の理論にもとづき、このように正気を養うことを主たる目的とする自己鍛錬法を、「気功」と呼ぶことにしたのです。

　気功における「気」は、呼吸の気を意味するだけではなく、人体内の正気をも含むものであると考えます。気功を練習することで、この正気を増強して疾病を治癒することができますし、また、正気が充実すれば体質も全体的に強化され、内臓機能もそれに伴って高まります。そうして健康を維持する効果や、寿命の延長がはかれるのです。

　気功の「功」は鍛錬の熟練度、深まりのことで、実際に練習の深まりというものがなければ、決してよい効果は収められないものです。

ここでいう「気功」には静坐《せいざ》*1、吐納《とのう》（＝呼吸法）、導引*2、内功*3等の修練方法がありますが、これらを活用して疾病の予防、治療に当てるという意味で、本書では「気功療法」ということばを用いています。

気功療法の普及と拡大のために、一九五七年に唐山気功療養所、北戴河気功療養院の医療従事者の協力のもと、『気功療法実践』を編纂・出版しました。謝覚哉、李書城、葉季壮、郭子化、方石珊、程玉琳、段慧軒の諸氏、中央・省の関連部門のリーダーより端書きや序をいただくほど、この気功療法の治療保健効果は大いに認められました。これは私たちにとって非常に大きな勇気づけとなり、また励みとなったのです。

十年にわたる動乱（文革）の間、気功という貴重な遺産は抑圧されることになりましたが、動乱が収まってからのち、とくに最近ではその発展は目覚ましく、気功療養所や研究機関の設立が相次いでいます。また適応症の範囲も徐々に拡大され、気功原理の探究においても喜ばしい成果を収めています。

そして時代の移り変わりに伴って、多くの読者が『気功療法実践』に対し、その改訂を求めるようになってきました。それに応じて、このたびの改訂では、原著の大幅な改訂・充実だけでなく、さらに気功法に取り組む上での要点や注意事項、補助治療等の内容を加え、気功を鍛錬する者、ならびに医療従事者の参考となるように配慮しました。不適当なところがあれば、指摘していただければ幸いです。

趙朴初氏には本書の題字をいただきました。またわが療養院の田宏計、趙宝峰、張天戈医師には改訂作業において多大なる協力をいただきました。ここに感謝の意を表するものであります。

一九八一年一〇月

北戴河にて
劉　貴珍

＊1　静坐：座して、心を静かに保ち、雑念を排して、心のなかに広大な空間を広げ、それを保持しようという修行法。

＊2　導引：意識の移動と開合のイメージ。意識の移動とは、正確には意識する場所の移動。たとえば我々は、手を意識したり、頭を意識したり、足を意識したりできるが、この意識する場所を徐々に移動させていくことである。特に、頭から足、足から頭へと徐々に意識するポイントを移動させていくことを「昇降」とも呼ぶ。もう一つは、意識した特定の部位が大きくなったり、小さくなったりするのをイメージするもので、「開合」と呼ぶ。つまり、意識の焦点の移動と、イメージによる開合の操作が導引である。

＊3　内功：身体的な動きを伴う外功に対する言葉で、かなり広い範囲を包括する。静坐、吐納、導引といったものも内功であり、瞑想もその範疇となる。

改訂版　病気を治す　気功療法実践　目次

第5章 常用功法の解説――179

第6章 一般的な疾患に対する気功療法――229

第7章 臨床検査と補助治療——313

［凡例］

※文中の（　）は訳者註、〔　〕は原書註。さらに脚注はすべて訳注であり、その節の末尾に掲載した。
※原書が書かれた時代に鑑みて、気功と関係のない記述については、新訳版では削除した。
※一九八〇年代に原著が書かれてから四十年以上が経っているため、各症状の原因などが現代の医学と明らかに齟齬が出ている場合は、その記述を削除した。
※東洋医学的観点から症状を分類し、それに沿って治療法を紹介しているものについては、原著のまま紹介した。
※イラストはすべて描きかえ、原著より点数を多くし、自分で気功をするときの参考となるようにした。

第1章

概論

1 中国の貴重な文化遺産、気功

気功は中国の貴重な文化遺産であり、伝統的中医学の重要な部分を占めるものである。つまり気功は、中国においては悠久の歴史を持ち、その記載は歴代の医学書すべてに見ることができる。たとえば、「吐納《とのう》（呼吸法）」「導引」「定功（集中）」「静功（体の動きを伴わない気功）」「内功」「調息（呼吸法）」「静坐」[*1]といった語はみな気功の範疇に属するもので、名称は異なるが、すべてがそれぞれの角度から、姿勢、呼吸、あるいは精神の調整鍛錬を通して、元気を養い育むというのがその目的である。そして私たちはこれらをまとめて「気功」と呼んでいる。

中医学理論のなかで「気」の持つ意味は非常に広い。人体の場合で言うなら、気はすべての生命活動の物質的基礎であり、すべての生命活動を統括するもので、生命活動が終われば気もまたそれとともに消えていく。また、とくに人体の強壮・衰弱を決定する気を元気[*2]と呼ぶが、気功とは自らがこの元気を培い育む健康法であり、「気をもって根元とする」中医学の伝統的理論の観点を十分に体現したものと言える。

実際、気功による強身（体力増強）法の理論・方法に関して、すでに二千年以上も前の先人たちがくわしく論述している。たとえば『黄帝内経素問《こうていだいけいそもん》』（以下、『素問』と略す）上古天真論には、「恬《てん》惔《たん》として虚無なれば真気之に従う。精神内に守れば、病安《いずく》んぞ従い来たらんや」（心静かで無欲さを保ち、何にもとらわれることがなければ気は正常に巡る。さらに精神を内にしっかり守っていれば病になることはない）と、なぜ気功が健康にいいのか、その理由が述べられており、同・遺篇刺法論には、「寅《いん》の時、面《かお》を南に向け、神《しん》を浄《きよ》め思い乱さず、気を閉《と》ざし息をせざること七遍」（寅の刻に、南に向かって、精神を清め心を乱さず、気を止めて息を止めることを七回繰り返す）と、実際のやり方が示されている。

考証学によれば、気功は、春秋戦国時代に至ってさらに一歩発展を見せ、諸子百家の学説はすべて、気功によってこころと体の健康を維持したり、回復させたりする方法について言及しているとする。実際、当時の遺物「行気玉佩銘《こうきぎょくはいめい》*3」には、気功の深呼吸についてくわしく述べられており、そのことを物語っている。

漢代に至って、気功は治療・健康維持に幅広く応用され、広く人々の歓迎を受けるようになる。気功養生術を描いた書画が珍品として死者の墓穴に葬られることもあったようで、中華人民共和国湖南省長沙市芙蓉区の墓から出土した遺物のなかに、前漢初期に描かれたカラーの養生導引図四〇幅あまりが発見されている。それには多種多様な運動の様子が描かれており、なかには深呼

***1 それぞれの角度**：気功は一般に、道教・仏教・儒教・中医学・武術の五大流派に分かれるとされるが、それぞれの流派はその目的の違いによって少しずつ趣を異にしている。

***2 元気**：原気とも書かれ、生命の根元の気としてすべての生命活動を司っている。

***3 行気玉佩銘**：表面に篆書《てんしょ》文字が刻んである十二面体の小玉柱。「行気、深則蓄、蓄則伸、伸則下、下則定、定則固、固則萌、萌則長、長則退、退則天。天幾春在上、地幾春在下。順則生、逆則死」と書かれている。

吸運動を描いたものもある。このことから、当時気功が相当重視されていたことがわかる。また、漢末には名医・華佗《かだ》（中国後漢末期の天才的医師）が古代の養生術を発展させ、五種類の動物（鹿、猿、熊、虎、鳥）の動きを真似た健康体操「五禽戯《ごきんぎ》」を作り出している。

晋の時代にも健康法としての気功はそれなりの発展を見せる。たとえば、中国西晋・東晋時代、道教を深く研究し、著述家でもあった葛洪《かっこう》の著『抱朴子《ほうぼくし》』には、呼吸に合わせた意識の移動、もしくは呼吸に合わせてイメージを操作する方法を論じた部分があり、呼吸法を用いて「気を行《めぐ》らせば」「内においては身を養い、外においては邪を除く」ことができる、すなわち、「生命を根本的に養うエネルギーが滞ることなく全身に流れていれば、体に関しては健康が維持され、暮らしにおいては災難を遠ざける」と書かれている。

また中国隋代の医師・巣元方《そうげんぼう》は、その著『巣氏諸病源候論』のなかで、弁証選功[*4]の理論を述べている。

中国唐代の医師、道士・孫思邈《そんしぼう》の著『千金方《せんきんほう》』には、「心をリラックスさせ、気（エネルギー）を扱えるようになるには、小さな部屋に入り、戸を閉めて、心地よい敷物を敷き、部屋を暖めて、高さ六〇センチの枕（背もたれ）に頭を載せ、横向きになる。目を閉じて胸に意識を集中し、羽毛を鼻につけてもそれが全く動かないように、細く長い呼吸を三〇〇回ほどおこなうと、耳から入ってくる音は消え、目から入ってくる映像も消え、心にはいかなる思いも浮かばなくなる」といった、呼吸法による精神の鍛錬法が述べられている。

宋の朝廷によって編纂された『聖済総録《せいさいそうろく》』およびこの時代の健康法を記した書物、たとえば『四時頤養録』『寿親養老新書』等のなかでは、気功を使った健康法の記述はさらに系統だった完全なものとなる。元朝の王中陽による『泰定養生主論』のなかの多くの部分は養生の道を論じたものだし、中国明代の医師・李時珍の著『奇経八脈考』には、気功の練習法がいくつか記載されており、「内景は道に墜《したが》う、唯返観する者のみ能く之を照《あき》らかに察する」すなわち、「目を閉じて心に浮かぶイメージは、宇宙の生命原理に則したものである。ひたすらこれを繰り返し、この内的イメージを追い求める者だけが、生命原理をはっきりとつかむことができる」という、気功の鍛錬によって得られた悟りが述べられている。

日本では、汪昂《おうこう》として知られる中国清代の名医・汪訒庵《おうじんあん》の著『医方集解』には、呼吸法の詳細と注意事項が記載されており、中国清代の医師・沈金鰲《しんきんごう》の著『沈氏尊生書』の巻頭の「運動総法」の一章では、気功鍛錬における十二の注意点および意守*5と入静《にゅうせい》*6についての深遠な論述がされている。

以上より明らかなように、気功は中国ではすでに三千年の歴史があり、歴代の医学書にはすべて気功に関する記述がある。この気功という非常に豊富な内容を持つ文化遺産は、たとえ歴史

*4 **弁証選功**：症状に合わせて功法を選ぶこと。
*5 **意守**：意識の集中。
*6 **入静**：練功を通して心が平静な状態に達すること、またその状態。

的条件に制限され、さまざまな流派のなかで宗教的、迷信的な色彩を色濃く持つに至ったとしても、さまざまな気功法によって得られる治療効果や健康増進効果は確かなものであり、中国医学に大きな発展をもたらしてきたことは事実なのである。

2 治療作用と中医学理論

気功は中医学[*7]の一部門であり、中医学理論[*8]をその基礎とするものである。気功により治療や健康増進をはかることができるというのも、この中医学の理論的根拠を有するからである。

元気を培い補って、正[*9]を扶《たす》け邪[*10]を除く

気の持つ意味は非常に広いが、大雑把に述べると、物質と機能の両面を持つものと言える。つまり、気とは生命活動の物質的基礎であり、内臓の生理的活動、機能の表現でもある。たとえば、呼吸の気[*11]、水穀の気[*12]は全身を潤し養う精微な物質に属するものだし、元気、宗気《そうき》、衛気《えき》、五臓六腑の気は人体の機能に属するものである。

気にはまた、先天・後天[*13]の区別がある。生命を与える根本の気を先天の気といい、宗気、水

穀の気、営衛《えいえ》[14]の気、内臓を動かしている気を後天の気という。

　以下で、それぞれの気について説明する。

　元気は「真気」または「正気」とも呼ばれ、人体の命門《めいもん》[15]に宿る両親から受け継がれた生命力とされる。生命活動の根本的動力、つまり人を生かすという重要な作用を具《そな》えている。

　宗気というのは、自然界から得られた大気（呼吸によって取り入れた気、酸素）と、脾（膵臓のこと）・胃による飲食物の消化を経て得られた精気（営衛の気）が合わさってできたもので、心臓の血を行《めぐ》らせる働き、肺の気を全身に送る働きを促進させる（つまり、内臓を働かせ身体を養う機能）。

　営気は食物の栄養素に由来し、消化吸収されて、脈のなかを通って全身に栄養素をめぐらせる。さらに吸収・代謝を経て血液になる作用を持つ。

　衛気は腎陽[16]に由来し、元気の宿る命門から発して体表をめぐるもの。体温を維持して、内臓

＊7 **中医学**：中国伝統の医学。これには中薬（日本でいう漢方薬）、薬膳、鍼灸、推拿《すいな》（中国式整体）、気功が含まれる。
＊8 **中医学理論**：気・血・津液《しんえき》・精理論、臓腑理論、経絡理論、病因理論、陰陽五行理論など。
＊9 **正**：正気のこと。身体を養い守る気。
＊10 **邪**：邪気のこと。身体を損なう気。
＊11 **呼吸の気**：呼吸を通して取り入れられる酸素、並びにエネルギー。
＊12 **水穀の気**：食物より吸収された滋養に富む気。栄養素。より物質的な栄養を「水穀の精微」とし、両者を区別する場合もあるが、同じように使われることもある。
＊13 **先天・後天**：父母より受け継いだ気を先天の気といい、生後飲食、呼吸などにより体内に取り入れる気を後天の気という。
＊14 **営衛**：水穀の気より変化したもので、経絡を流れ身体を養う気を営気といい、経絡の外側を流れ身体を外部から守る働きをする衛気と合わせて営衛の気という。
＊15 **命門**：鍼灸では第二・第三腰椎棘突起間にあるツボとされるが、異説が多い。

の働きが衰えないようにし、また病毒の感染から体を守る。
五臓六腑の気（内臓に宿る気）は、先天の元気に由来すると同時に、後天の飲食物から消化吸収された栄養にも頼って、各臓器を正常に働かせている。

こうして見てくると、人体における各種の気は、それぞれ独特の機能があるが、元気の作用というのが最も重要なものであることがわかる。元気とは生命の根本、生長発育と各臓器の活動を始動させる要素で、人体の健康状態はこの元気の盛衰によって決まる。元気が充ちていれば、後天の諸気（宗気、水穀の気、営衛の気、五臓六腑の気）はその助けを受け、臓腑のバランスがとれて心身は健康となる。もし、先天の元気が生まれつき不足していたり、あるいは後天の原因により損なわれたりしたときは、後天の諸気は援助を受けられず衰弱してしまい、一連の疾病を発症する。

気功を以上の点より考えると、それは「正を扶《たす》け邪を除く」方法であり、その病を防ぎ、健康を維持する作用というのは、多く生体の元気を培《つちか》い補うことによって実現するものと言える。

元気の重要性やその意義については、歴代の医学書中すべてにそのくわしい記述を見ることができる。

たとえば『素問』評熱病論では「邪の湊する所、その気必ず虚」すなわち、「体において邪気が集まっている部分では、正気が必ず虚の状態、つまり不足し、基準に達していない」とあり、この短いことばで疾病と体内の元気との弁証的関係を十分に示し、かつ内因[*17]の疾病における決定作用をも強調している。

また『難経《なんぎょう》』には「気という者、人の根本なり、根絶ゆればその葉枯れるなり」すなわち、「気というのは、生命の根幹である。ちょうど植物が根を切られると、その葉が枯れるように、気が弱くなれば、生命活動も衰える」とあり、中国後漢の思想家・王充の『論衡《ろんこう》』気寿篇には「かの強弱・天寿のごときは百をもって数と為す。百に至らざる者は気《き》自《おのずか》ら足らざるなり。それ気を稟《う》くること渥《あつ》ければ則ちその体強く、体強ければ則ちその命長し。気薄ければ則ちその体弱く、体弱ければ則ち命短し」すなわち、「体の強さ弱さ、寿命の長さ短さというのは、百を基準とする。百に満たない者は、気が足らないからだ。生まれつき十分な量の気を授かっていれば、体は強く、体が強ければ、命も長い。授かった気が少なければ、体は弱く、体が弱ければ命も短い」と述べられていて、それぞれ元気の重要な意義およびその充実具合が体の健康、衰弱と関係があるばかりでなく、生命の長短も決定するのだという重要問題を、さらに一歩進めた形で指摘している。

以上のような理由から、気功学では、そのベースに「気をもって根元とする」という論点を貫き通し、実際におこなう場合も、元気を培って補い、生命の根幹である気を充実させるという指導を強調するのである。

＊16 **腎陽**：両親から受け継がれた生命力。腎の持つ生理機能を作用させる動力であると同時に、生命全体の活動エネルギーの源泉でもある。脾・胃のもつ消化・吸収・運搬という機能は、この腎陽からの熱によって初めて完全に作用する。
＊17 **内因**：精・気・神。

では、気功というのは、どのようなメカニズムで元気を培い補うのであろうか?

前述の通り、『素問』上古天真論に「恬惔《てんたん》として虚無なれば真気之に従う。精神内に守れば病安《いず》んぞ従い来たらんや」すなわち、「何事にもとらわれることなく、心のバランスを保てば、元気は本来の働きを妨げられることはない。意識を内に向け、散漫になることがなければ、病になることなど絶対にない」という記載がある。これこそ気功が元気を培い補うメカニズムの説明であり、その概括であると言える。中医学では精・気・神[*18]を人体の内因と見て、人体の機能状態を概括的に反映するものと捉えている。つまり気功とは、外においては「筋・骨・皮」を鍛錬し、内においては「精・気・神」を鍛錬する、動と静を結合した自己鍛錬の養生法なのである。

「精」には先天の精（先天的に両親から受け継いだ生命力）と後天の水穀の精（生後、食物より吸収された栄養素）の二つがある。そもそも人は、父母の生命力によって肉体が作られ、出生後は、父母からの生殖力が腎に宿り、それが生命力となって肉体の物質的基礎となる。そして食物から摂取する栄養素によって、絶えることなく肉体が潤い養われることで、その機能を維持しているのである。

そして、肺、心、脾の諸臓によって、この肉体の物質的基礎である生まれ持った生命力と吸収した栄養素が全身に配られることで、人体の生長、発育、生殖等の生理活動が維持されるように保証しているのである。「腎を先天の本《もと》と為し」「脾を後天の本《もと》と為す[*19]」と言われるのもこうした理由による。

気功は、この精に対して顕著な影響・作用を及ぼすもので、正確に鍛錬し、かつ長期間にわたってそれを持続するならば、必ず先天の精・後天の精ともに増強・充実させることができると考えられる。

　男性における遺精、早漏、生殖不能、女性における帯下《たいげ》（おりもの）、子宮不正出血、生理過少、病的無月経といった症状は、すべて精の病理範疇に属するものだが、こういった症状は気功をすることにより、程度の差はあるものの、すべて確実に効果を得ることができる。このことは、気功というものが陰精（この場合は生殖に関与する精）に対してその作用を発揮するということの一つの証左となるものである。

　また、消化機能の混乱、栄養障害等にも気功は効果を発揮する。とくに心腎相交法[*20]では、消化・吸収・栄養の全身への分配に大きな関わりを持つ腎陽、腎水[*21]、脾陽[*22]、胃陰（胃液のこと）をそれぞれ調節し鍛錬することができるので、胃は消化という本来の機能を回復し、脾は栄養物の吸収・全身への運搬（運化）をスムーズにおこなうことができるようになり、その結果、血液中に

＊18　精・気・神：精は人体の生長・発育・生殖に関与する基本的生命エネルギー、気は精という生命エネルギーの基礎の上に人体を栄養し保護するエネルギー、神は精・気の基礎の上に、さらに意識と思考を司るものとされる。

＊19　腎を先天の本《もと》と為し、脾を後天の本《もと》と為す：ここでいう腎とは、腎臓ではなく「腎」と名付けられたエネルギー・センターのこと。この気（エネルギー）によって、腎臓の血液ろ過作用、副腎皮質・髄質からのさまざまな内分泌液や生殖能力がコントロールされるというのが中医学の考え方。同様に、脾は一般的に膵臓と考えられるが、実際は「脾」と名付けられたエネルギー・センターで、胃・膵臓の働き、部分的には大腸・小腸の働きを司り、食物を消化吸収して、エネルギーを抽出する役割を担う。

＊20　心腎相交法：中医学では人体を上・中・下に分け、それぞれ上焦・中焦・下焦と呼び、上焦の中心「心」と下焦の中心「腎」とが互いに気を交流させることで、健康が保たれると考える。この上焦と下焦の交流を意識的に鍛錬する方法を心腎相交法と呼ぶ。

＊21　腎水：腎陰とも呼ばれ、腎の陰液（尿、精液、経血）のことを指す。腎陽の働きの物質的基礎となる。

十分な栄養素を行きわたらせることになる。
このことは臨床的には、食欲が大いに振るう、食量増加、消化腺の分泌が旺盛となる、内分泌液の造成が促されて、新陳代謝がスムーズになる、栄養状態が改善されるなどの変化として現われるが、これらはすべて水穀の精（食物より摂取した栄養）に対し、気功が作用を及ぼしたという示唆的な証明である。

もちろん気功は先天の精（生命力）に対しても、同様にすばらしい作用を持っている。先天の精は腎に蔵されている。そして、気功における意守丹田、意守命門法*23は、両親から受け継いだこの生命力を充実させる方法である。また、先天の精（生命力）は後天の精（栄養）により養われているが、吸・抵・撮・閉*24の鍛錬をおこない、同時に欲を少なくして精神を満ち足りた状態に維持すれば、両親から受け継いだ生命力は自然な形でしっかりと保たれ、容易に減少することはない。

そして両親から受け継いだ生命力は、陰精（生殖力）に潤い養われてますます強くなるが、この腎に宿る生命力が強くなれば元気は自《おのず》から充実する。これがすなわち練精化気（精を練って気と化す）、つまり気功によって生命力が強化されるというプロセスである。

このように、気功というのは与えられた生命力を増し、生殖力等を温存することで元気を培い補うメカニズムだということがわかるだろう。そして気功をすることで元気が充実すれば、積極的に臓腑に働きかけて正常に体の機能を営ませることが可能となっていく。このことが健康を維持し守っていくために重要な意義を持っているのである。

気功における鍛錬では、さらに一歩進めて練気化神（気を練って神と化す）作用[*25]を発揮することもできる。神というのは先天の元神と後天の識神《しきしん》[*26]の二つからなるもので、元神は先天の元気より生じ、識神は後天の精気より生じる。『素問』移精変気論には「神を得る者は昌《さか》え、神を失う者は亡ぶ」すなわち、「智慧《ちえ》を得る者は繁栄し、智慧を失う者は亡びる」と精神の生命活動における重要性が示されているが、このことが気功によって元気を培い補う、もう一つの重要な意義でもある。

陰陽を調節する

中医学では、人体の正常な生命活動が維持されるのは、人体のさまざまな機能において、相対する陰陽が互いにバランスをとり合っているからだとする。そのように考えられている以上、その病理、疾病も、また陰陽により解釈される。

たとえば、『素問』陰陽応象大論には、「陰勝《まさ》れば陽病み、陽勝れば陰病む。陽勝れば熱、陰

＊22 脾陽：脾が司る栄養物の消化吸収と運搬の機能（運化）および運化の過程で作用する陽気を指す。この脾陽は腎陽の熱を受けて作用するもので、腎陽が虚すれば、脾陽もそれによって虚す。
＊23 意守丹田、意守命門法：意識を丹田（下腹部）に集中したり、命門に集中したりする方法。
＊24 吸・抵・撮・閉：吸・貼・抓・閉練功法、抓閉呼吸法に同じ。一八六頁参照。
＊25 練気化神作用：気功で意識を内的に十二分に働かせることができるようになると、肉体、感情、思考を自由にコントロールできるようになるということ。
＊26 先天の元神・後天の識神：元神は心に宿り、先天の智慧・悟性を司るもの、識神は心下に宿り、後天の知識・意識を司るものとされる。

勝れば寒」すなわち、「体のなかで陰の気が増大すれば、陽に属する部分に病が生じ、陽の気が増大すれば、陰に属する部分が病む。陽の気が増大すれば、体に熱を生じ、陰の気が増大すれば、体は冷える」とある。つまり陰陽のバランスの乱れが疾病発生の原因であると考えるのである。

このように中医学では、疾病の発生・病因・病理・診断・治療・経過等においては、みな陰陽学説をその理論的根拠としているので、気功による治療・保健のメカニズムも必然的にこの陰陽の変化によって解釈されることになる。

『素問』生気通天論のなかに「陰陽《いんよう》離決《りけつ》すれば、精気《せいき》乃《すなわ》ち断《た》つ」（体のなかの陰陽がバランスを失えば、本来の生命力が発揮されなくなる）との記載があるが、これは陰陽の一方が偏って盛となり、他方が衰となり、それが一定の限界に達したときに、陰陽の相対的なバランスが破れて、陰・陽に分離し、精気が枯絶するという瀕死の状態にまで至ることを意味する。

ここに示されているのは、疾病の発生から死亡に至るまでの一つの経過であるが、逆に疾病から再び健康な状態となる経過も、また陰陽のバランス化という運動法則に従った形で進む。

いわゆる「陰平らかにして陽密なれば、精神乃ち治む」というのは、「体のなかの陰の気が、バランスを逸することなく穏やかであり、陽の気が過度に発散していくのを抑えたならば、心はバランスの取れた状態に保つことができる」。つまり陰・陽がそれぞれ領分を守って、密接にバランスが取られていれば、精神・肉体は健康であるということである。

気功の伝統的理論では、「乾《けん》は下り坤《こん》は上る。[*27] 合交わるをもってこれ泰《やす》らかなり」、すなわち

「天地においては、天の陽気は地に下り、地の陰気は天へと上る。これによって両者の気は交わり、すべてにバランスをもたらす」ということを重視する。つまり、万物は交じり合い、泰らかであってこそ、さらに新しく生成・変化することができるとするのだが、気功では、これを心神が下丹田《かたんでん》を寂《しず》かに照らす*28という方法で強調する。

下丹田とは命門、つまり腎臓のあるところであるが、たとえば、『難経』には「両腎なる者、ともには腎にあらず。その左なる者を腎となし、右なる者を命門となす。命門なる者、諸神の舎《やど》る所、元気の系《つらな》る所なり」（体の左右にある二つの腎臓は、二つとも中医学でいうところの腎ではない。体の左にある腎臓が中医学の腎であり、右にあるのが命門だ。命門というのは宇宙、魂、潜在意識からの衝動を受け取るところであり、元気、即ち両親から受け継いだ生命力と密接に関わっている）とある。

一方、明代の医師・張介賓は「命門は元気の根、水火の宅と為す。五臓の陰気これあらずば滋《うるお》すこと能《あた》わず、五臓の陽気これあらずば発すること能わず」（命門は元気、即ち両親から受け継いだ生命力を宿し、体を潤し、温める機能の大本《おおもと》となるところである。五臓を潤す働きは、これがなければうまくいかないし、五臓を温める働きも、これがなければうまく作用しない）と述べている。

このように歴代の医家による命門の位置とその機能に関しての見方は、決して同じものでは

---

*27 **乾は下り坤は上る**：乾・坤はここではそれぞれ陽・陰の意。

*28 **心神が下丹田を寂《しず》かに照らす**：気功を練習する者が、下丹田（下腹部）に意識を集中すると、心神と名付けられた潜在意識のプログラム（もしくは自律神経）が、下腹部の働きを絶えず目立たない形で促しているのがわかり、またそこに集中することでその働きを促すことができるといった意。神（精神作用）は心（心臓）に発するとされるところから、とくに肉体に対する心の持つ精神作用を強調する場合、心神という。

なかった。

たとえば、明代の医師・趙献可は『医貫』のなかで命門は腎ではなく「両腎の各一寸五分の間に居り」（両腎から三センチほど内側にあり）とし、命門が人体の陽気の根本で、命門と腎は本質的な関係にあるとしているが、別の人は、命門の機能は腎陽、腎陰の作用をまとめたものだと考えている。

ここでは一応、命門と腎は、それぞれ先天の真陰・先天の真陽に深く関わるものであるとしておこう。

心神（自律神経）というのは、人体の生長や正常な生理機能・代謝を司っているものである。心陽（交感神経）が強く働けば、これとバランスをとっている心陰（副交感神経）は相対的に弱まり虚となるが、これが進めば今度は心陰（副交感神経）の供給源である腎陰（中医学の津液。副腎からの内分泌液）も同時に弱まって虚となり、さらにそれが甚だしくなれば、今度は腎精（両親から受け継いだ生命力）までも消耗させてしまうことになる。こうなると心という陽、腎という陰のバランスは大きく乱れてしまい、本来互いに連絡し合い、交わって体全体の生理機能を維持している心と腎が交流しなくなってしまう。そこで、ともすると旺盛となってしまいやすい心陽（交感神経）を、そうならないようできるだけ心を落ち着け、神（精神活動）を内に守っていくように努めれば、陽（交感神経）は本来の領分を越えて盛んになりすぎることはなく、神（精神活動、注意、注目）も外に向かうことがないので、心神（自律神経）は内に収まって、本来の働きである腎との交流は途絶えることはない。つまり陽が旺盛になりすぎて散漫にならないようにすることで、腎の精を益することができるということなのである。

実際気功をおこなうとき、集中して他のことを考えずに意識を丹田や命門に向け、そこが寂《しず》かに照らされているようなイメージを持つと、心に宿るエネルギーが腎に下って交わり、腎陽、腎陰が潤されるような感じを持つものである。『類経図翼《るいきょうずよく》』陰陽体象の「陰は陽なくして生ぜず」は、このことを踏まえたものであることがわかる。

このように、意守丹田法は「陽を密にし、精を益《ま》す」（意識を丹田に集中することで、陽のエネルギーを放出させずにエネルギーを保ち生命力を増す）ことで、体のバランスを調えるという中医学の理論に完全に符合するものなのである。

また、腎精（両親から受け継いだ生命力）、腎水（内分泌液）が充実してくれば、つまり内分泌液の分泌が正常になってくれば、今度はこれが自然にめぐって、心陰（副交感神経）に滋《うるお》いを与えるようになる。そして、心陰と腎陰の二つ、つまり副交感神経と内分泌液は、今度は心陽（交感神経）をコントロールして、君火（心に宿る熱）が燃え盛って外に向かって溢れ出ることがないようにし、さらに心陽が下って腎と交わるように調節しながら働くようになる。

もちろんこの意守丹田は、単に腎陰を強め腎精を保護するだけでなく、同時に腎陽を滋し助ける作用も持っているので、心陽と腎陽も生理的に強化されることになる。するとこの二陽が今度は腎水を温めて活性化を促すので、体全体の気の正しいめぐりと生成変化は止むことがないのである。

この水火既済《すいかきせい》の法（腎水〈内分泌〉と心火〈交感神経〉のバランスをうまく取ること）は、治療・保健に実際相当な効果を持つものと言える。中医学では、生命の根本としての心を「心なる者、生の本《もと》、神の変なり」（心というのは、生命の根幹をなすものであるが、これは精神活動を司る第二の脳と言えるものだ）とし、腎を「腎なる者、蟄・封蔵の本を主《つかさど》る」（腎というのは、鎮静化をもたらし、密に固める作用をつかさどる）とする。そして、腎には腎精（両親から受け継いだ生命力）、腎気（腎陽）の別があり、腎精は陰に属し、腎気は陽に属し、全身の臓腑に対して、前者は濡・潤・滋養の作用、後者は温める作用を及ぼしている。つまり、腎は水の潤す作用と火の温める作用を併せ持つ臓であり、陰陽の根、元気の源ということで「先天の本《もと》」とされるのである。

これらのことより、心・腎は体において要《かなめ》となる臓で、それぞれが陰陽を代表するものであり、心・腎相交わることが陰陽のバランスのポイントであることがわかるだろう。そして、陰陽バランスの理論にもとづけば、健康あるいは疾病というのは、この心（陽）と腎（陰）のバランスがとれているかどうかにかかっているのであり、疾病における中心的問題は、陰陽がバランスを失って、心と腎の働きがうまく協調しないことにある。

「陽強くして密ならざれば、陰気乃ち絶ゆ」、つまり、陽気（交感神経）が過度に亢進すれば密に固まることができず、領分を越えて外に溢れていき、それによって同時に陰精（生命力）もまた消耗して絶えてしまう、というように、心陽がその領分を越えて旺盛となるのが陰陽失調における重要なポイントである。

この陰陽失調に対しては、気功をおこなうことによって、心を虚にして神を守る、つまり自律神経（とくに交感神経）の働きを穏やかにし、意識が散漫にならないようにすることができれば、心陽はコントロールを取り戻して弱まった陰も回復する。そして、「陰平らかにして陽密なれば、精神乃ち治む」、体のなかの陰の気がバランスを逸することなく、穏やかであり、陽の気が過度に発散していくのを抑えられれば、心をバランスの取れた状態に保つことができ、体は健康である、というように、陰陽バランスのとれた状態を再び回復することができるわけである。

以上より、すでに明らかなように、気功における陰陽のバランス化作用とは、心・腎相交わることを通して実現するものであり、この陰陽のバランスが気功における治療・保健（健康増進）のメカニズム、理論の基礎となっている。この意味から、気功とは水火既済《すいかきせい》の法であり「心腎交媾《こう》」（心と腎が交わること）ともいわれるのである。

気功によって陰陽のバランスをとることで体の調子を整えていくことができる、ということは、すでに臨床現場でも証明されている。中医学では、正常な生理現象として「陽は陰を源とする」[*29]、つまり形、精という陰は転じて機能という陽になることができるとする。

***29 「陽は陰を源とする」**：飲食物や内分泌液は有形のもので、有形のものは陰に属する。この有形の飲食物は消化吸収されることでエネルギー（陽）になり、内分泌液は血中に放出されることである種の機能を促す。このことから有形のもの（陰）がエネルギーや機能促進という陽に変化する。

逆に、体の機能が通常の状態よりも高まる（亢進する）ことによって、形・精が消耗し損傷を受けるということは、実際しばしば観察されることである。これに対し気功により入静する（心と体の活動レベルが下がる）と、交感神経の興奮度が減弱し、呼吸は確実に減少する。このことは、新陳代謝の機能亢進が抑制され、正常な状態に調整されることを意味するもので、気功の入静によって、陽（交感神経）の働きが抑えられ、新陳代謝機能の速度が遅くなり、陰（副交感神経）の働きが増大するのである。

一方、気功による陽を補う作用にも幅広いものがある。しかもその効果は非常にはっきりとしており、たとえば、「腎虚証[*30]」中の腎の陽虚と見なされる患者の場合、気功をした後、四《し》肢《し》厥《けっ》逆《ぎゃく》[*31]が改善する、尿中の17－ケトステロイドが正常水準に回復する、血漿中のアデノシン三リン酸（ATP）、環状アデニル酸の含量が増加する、さらに白血球の貪食《どんしょく》能力（自然免疫力）が増強するといった変化が見られる。これらすべては気功によって、陽である温煦《おんく》作用が増大し、低下していた機能が回復したことの現われである。

以上より、気功における陰陽バランスを調整する作用は「亢《たか》ぶるものを抑《おさ》え、弱きを扶《たす》ける」という両義的作用によって実現するもので、この作用はいくつもの異なる次元の上に表現されるということがわかる。そして、これが気功による治療・保健のメカニズムなのである。

経絡を調《ととの》え、気血を調和させる

経絡には、気血を運行させて全身を潤し養う、臓器をめぐり病や邪気（ネガティブ・エネルギー）を伝達したり変容したりする、体内の情報伝達を司り病気の診察に寄与する等の作用がある。これらはすべて、生理（体でおきているありのままの現象）・病理（異常な生理状態）・診断・治療の上で中心的意義を持つ。つまり、人体の組織と密接に関わっている経絡そのものが、生理・病理・組織・機能等に深く関わっており、そこにはなんらかの法則性があると言える。経絡が生理的に正常な状態を保ち、正常な機能・活動を保持している間は、気血はスムーズに流れ、臓腑は互いに協調し、営気《えいき》*32は巡り衛気《えき》*33は守り、四肢身体は活発に動く健康状態として現われる。しかし、経絡の正常なしくみと働きに病変が生じれば、気の滞り、瘀血《おけつ》（血流の滞り）、臓腑の失調、臓器を養う営気と体を守る衛気の弱まり、筋の攣縮《れんしゅく》*34、爪の萎縮、体の弱まりなどの症状として現われる。この

＊30 腎虚証：多くの場合、過労・性行為過多あるいは長患いによって発症する一連の症候群（証）で、臨床上、腎陰虚、腎気虚（腎陽虚を含む）に分けることができる。
＊31 四肢厥逆：手足の先から冷えること。
＊32 営気：食物の栄養素に由来し、消化吸収されて、脈のなかをめぐり全身に栄養素をめぐらせ、吸収・代謝を経て血液になる作用を持つ。
＊33 衛気：腎陽に由来し、元気の宿る命門から発して体表をめぐるもので、体温を維持して、内臓の働きが衰えないようにし、また病毒の感染から身体を守る。

ように、経絡系統は体の健康状態に密接に影響しているのである。

気功における治療・保健効果は、この「経絡を通す」ことによって実現するものである。臨床上、経絡が通ぜず気血が調節されていない患者では、体の左右の経絡測定値がそろわない、あるいはその差が非常に大きいのだが、気功の後ではその値が平均化される、あるいはその差が明らかに小さくなるということが観察される。また、気血の測定によれば、気血の弱い者では気功によって程度の差こそあれすべて増加する。さらに気功の途中で、経絡を伝わる感じが明らかとなって、内気[*35]が任・督[*36]、その他の絡脈にそってめぐるなどの現象が観察される。これらはみな気功の経絡を通す作用の具体的な現われである。

気功の、経絡を通し気血を調和する作用は、たんに臨床上認められるだけでなく、実験観察によってもそれを示唆するようなデータが得られている。

実際に気功が一定の段階にまで達すると、体内の気血の運行は生理機能を正常に整えるように変化する。そして全身における血液循環が促進され、末梢血管が拡張し、末梢の微小循環が改善される。その結果、組織の血流量が増加して局部温度が上昇するなどの現象が現われる。「心と息を互いに結びつけて、意で気を領く《みちびく》」鍛錬、すなわち「精神と呼吸を組み合わせて、意識の焦点を移動させて気の流れを誘導する」トレーニング（一般的に気功で「昇降」と呼ばれるもの）によって、思うままに特定の部分、臓腑に「意識を至らせ、気を至らせる」ことができるようになる。

これは「気は血の帥《そつ》となし、気行《めぐ》れば即ち血行《めぐ》る」の理論からすれば、気が特定の部分、あるいは臓腑に至れば、その部分の血流量は必ず増加するということで、実際サーモグラフによれば、気功中、気、血が至った部分はその輝度が暗いものから明るいものになることが観察される。そして、この明点は練功者の意識に従って場所を変えて動いていくのである。

また、局部の温度も気功中では、気功をする前に比べ二～四度も高くなり、意・気の至った部分ではその局部の血流量は三〇パーセント前後増加する。これらはみな気功の持つ、気血を調和する作用の具体的な現われである。

このように、気功の、経絡を通して気血を調和する作用が証明されれば、気功の治療・健康維持のメカニズムは言わずとも明らかであろう。

全体観の意義

全体観は中医学理論の中心的思想で・陰陽理論[*37]、臓腑理論[*38]、経絡理論[*39]、営衛《えいえ》理論[*40]など中医学

＊34 筋の攣縮：筋肉がつること。下肢におこるのがこむらがえり。

＊35 内気：身体外に放出され治療作用を及ぼす気＝外気と対比されることばで、意識のコントロールにより体内を移動したり、ある部分にとどまって充実したりする気。元々人体に宿っているエネルギーとも言える。

＊36 任・督：任脈と督脈。体の正中線を走る経路で、前面を任脈、後面を督脈という。

＊37 陰陽理論：体の正常な営み、体と環境のバランスなどを陰陽という対立する概念で捉え、疾病の位置・発症の機序・治療等を陰・陽によって説明する理論。

の基礎理論は、どれ一つとしてこの全体観の精神を体現しないものはない。臨床においても中医学は病因、病機[41]、弁証[42]、治則[43]の認識、および健康、疾病、その回復など、概念の解釈すべてが全体観という中心思想で貫かれている。したがって、気功による治療、健康維持・健康増進の原理もやはり「天人相応」[44]という全体観に結び付けて検討していかなければならない。

『素問』上古天真論に「真人なる者、天地を提挈《ていけつ》[45]し、陰陽を把握し、精気を吸収し、独立して神を守る。肌肉一の若し、故に能く寿は天地を敝《つく》し、終わる時あることなし。これ道生ずればなり」（天地自然の法則と完全に一体化している真人は、天地の運行に逆らわず、陰陽の法則を完全に理解し、呼吸によって精気を取り入れ、常に自由な精神を保つ。無駄な脂肪も皺《しわ》もないため皮膚は筋肉にぴったりと張り付いたようになっている。そのため、その寿命は天地を覆うほど広大で、終わることがない。それは真人が宇宙の真理を生きていたからである）、また「聖人という者、天地の和におり、八風[46]の理に従う。形体敝《つか》れず、精神散ぜず、亦《ま》た百を数えるべし」（聖人と呼ばれる人は、天地の気のバランスが取れているところに住み、八つの方向から吹いてきては、時に災いをもたらす風のメカニズムに逆らうことなく、肉体を疲労させず、心が散漫になることもない。このような人もやはり百歳まで生きることができた）とある。

ここに示されているのは、気功養生をおこなう者は自然界の変化規律をしっかりと把握し、天地の和に順《したが》うことで、心を乱すことなく、調息（呼吸を整えること）の鍛錬をおこなって、長寿を全うするということである。

中国の気功と同種のものであるインドの「ヨーガ」は、すなわち「天人相応」の意の寓意であるとされるが、こうして見ると、国内、国外における気功の伝統的理論は、すべて「天人相応」の全体観をその中心的思想としていることがわかる。

したがって、気功においては、内因による決定的な作用というものを強調すると同時に、外因の重要性にも注意するのである。

中医学では喜、怒、憂、思、悲、恐、驚の七情を病に至らせる「内因」、風、寒、暑、湿、燥、火の六淫《りくいん》を病に至らせる「外因」とするが、古代の養生家は、実際の経験にもとづいて、病に至るこの内因・外因という要素を結び合わせて、具体的な疾病の予防・治療の方法と法則を定めて

＊38　臓腑理論：肝・心・脾・肺・腎の五臓（これに心包が入れば六臓）と、胆・小腸・胃・大腸・膀胱・三焦の六腑のそれぞれの機能・作用および五臓（六臓）・六腑間の関係を説く理論。ちなみに上焦、中焦、下焦の三つを三焦と一括して呼ぶ。上焦とは体幹部の胸部、横隔膜から肩までの部位。中焦とは横隔膜から臍《へそ》までの部位、いわゆる胃の部分。下焦とは臍から下腹部、臀部までの部位。上焦の中心は心と肺、中焦の中心は脾・胃、補助的に肝・胆、下焦の中心は腎・膀胱である。上焦は精神活動と呼吸。中焦は飲食物による栄養補給。下焦は基本的生命エネルギー、生殖、排泄をそれぞれ司る。

＊39　経絡理論：人体において気血が運行する通路を経絡といい、全身にくまなく分布しているが、五臓に心包を加えた六臓と、六腑に属する十二の正経と、それとは異なる流れを持つ八つの奇経を中心として疾病の診断、治療をおこなっていく理論。https://www.jstage.jst.go.jp/article/ryodoraku1968/25/2-3/25_2-3_52/_pdf/-char/ja　『経別・奇経療法―入江鍼法の追試から―』を参照。

＊40　営衛理論：衛気営血理論のこと。温病学で用いられる概念で、発熱を伴う病気の経過によって衛分証・気分証・営分証・血分証に分類する理論。

＊41　病機：病因、病位（病の位置）、症候、臓腑気血の虚実等の変化およびその病理。

＊42　弁証：特定の症候群を一つの証として捉え、識別すること。

＊43　治則：立てられた証に対応する治療原則のことで、たとえば腎陽虚証に対しての治則は温補腎陽となる。

＊44　天人相応：自然の構造要素と人体の構造要素は基本的に同じ、あるいは自然のメカニズムと体のメカニズムは相似関係にある。

＊45　提挈：たずさえること。

＊46　八風：東西南北およびその中間の八方向より吹く各季節に対応する風のこと。各風により一定の発病機序があるとする。

いった。

彼らは養生の実践において「天人相応」という全体観思想を中心とし、自身の精・気・神（心の働き）という内因の鍛錬を重視するだけでなく、同時に「精神修養」「四時《しいじ》順応（四季の変化に応じた生活をする）」「起居に節有り（リズムある生活）」「妄《みだ》りに作労をせず（働きすぎない）」などの要求を強調し、さらに精神に関しても情緒のバランス、心の快活さを尊び、過度の喜び、怒り、憂い、思い、悲しみ、恐れ、驚きといった、感情の激しい変化を避けることが大切だとした。それは、感情のみだりな変化、偏りがいかに疾病と深く密接に関わるかを知っていたからである。

四季に対する順応について、養生家は自然気候の変化に注意し、人々に「その時々に相応しくない天気や乱れた天気、災いをもたらす風を避けるには、時季、時節を見極める必要がある」と忠告する。当然のことであるが、この「陰陽に法《のっと》る」「四時に順応する」というのは、消極的に気候の変化に従うというのではない。「術・数に和する」（自然の変化を司る見えざる法則・原則に従いながら、それを利用する）ことで、体の抵抗力を増強し、変化する環境に積極的に適応していこうというものなのである。

日常の食事についても養生家は十分に重視する。『飲食通鑑』では、「食事は決まった時間にとり、腹八分にする。水分は変化して汗になることで、汗と気が混じり合い、精と血液が生まれる。営気と衛気は調和して、内臓は整い、心は安らかで、生命を維持するエネルギーは内に充実し、元気は外に溢れる」として、「食は人々を生かす基本である」と食の重要な意義を指摘している。

養生家は単調で脂っぽい、口当たりのよい美味珍味の食譜（献立）に反対し、「膏梁《こうりょう》これ変ずれば、大丁生むに足るのみ」（口にうまい食べ物は、ただ人間の体を大きくするだけでしかない）と言っていまし め、質素でかつ精のあるもの、五穀すべてそろった飲食を要求する。そして、「五穀は養となり、五果は助となり、五畜は益となり、五菜は充となる」（五種類の穀物は体を養い、五種類の果物は穀物を助け、五種類の家畜は不足を補い、五種類の野菜は体を充実させる）と主張するのである。飲食に対するこのような要求は、治療、健康維持・増進に対しても積極的な意義を持つものである。

養生家はまた、起居の規律性に対しても積極的に重視し、四季の変化に合わせて調整することを主張する。そして、「春三月、夜は臥し、早く起き、庭を広く歩く。夏三月、夜は臥し、早く起き、日に厭うことなし。秋三月、早く睡り早く起き、鶏と共に興《お》く。冬三月、早く睡《ね》て晩く起きる。必ず日光を待つべし」（春の三カ月は、夜は眠り、朝早く起きて、少し長めの散歩をする。夏の三カ月は、夜は眠り、朝早く起き、日に当たるのを嫌がらない。秋の三カ月は、夜は早めに眠り、朝早く起き、鶏と一緒に活動を始める。冬の三カ月は、夜は早めに眠り、朝は遅く起きる。必ず日が昇ってから起きるようにする）と要求する。この復古調の教訓を、機械的に要求することにはそれほどの意味はないが、古人がこのように起居におけるリズムを重視したことは見習うべき点だろう。

『素問』上古天真論に「心安ければ惧《おそ》れず、形労すれども倦まず」（心を安らかに保てば、恐れることはないし、肉体労働をしても疲れることはない）とあるように、養生家は日常生活において妄《みだ》りに労をなすことを戒め、「妄りをもって常となす」（いつもでたらめに働きまわらなければ気が落ち着かない）生活であってはいけないとする。

常日頃、体力を使う労働をしなければならないのは事実だが、それにしても働きすぎはいけない。節度を守った労働こそ養生として意義を持つものであり、「戸枢《とぼそ》蠹《むしく》われず、流水腐らず」（いつも動いている開き戸は蝶番のところが虫に食われることはないし、いつも流れている水は腐ることがない）の意にも適うのである。

これらのことより明らかなように、気功による健康増進とは、すなわち体の内因の鍛錬を重視するだけでなく、同時に「精神修養、四時順応、起居に常有り、妄りに労せず」の四点を強調し、それらを総合的にまとめた養生法であって、その治療・健康維持のメカニズムもまた、それらの総合的作用によって「天人相応」のバランスのとれた状態に改善し、それを維持することで実現しようというものなのである。

自然科学の発展に伴って気功理論の研究も不断に深まり、気による治療・健康維持の本質もさらに解明されるだろう。そして、そのことは中医学の理論をさらに豊かにし、生命科学の発展に深い影響を及ぼすことになっていくだろう。

3 気功の生理作用と現代医学

気功を今までの基礎の上にさらに発展させるためには、現代科学の手法を用い、気功の原理について研究を加えることが必要である。もちろん、研究課題は広範囲に及ぶが、ここでは私たちの長年の臨床観察と生理学的実験データを合わせて、気功の生理作用について系統的に分析・検討していこう。

神経系に対する作用

気功の鍛錬にあたっては、意識、呼吸と姿勢の調節ということを重視するが、なかでも特殊な意識操作がその主導的地位を占める。気功をする者は、意識の操作によって雑念を排し、思い、情緒を浄化し、「恬惔虚無、精神を内に守る（とらわれなく、心のバランスを保ち、意識を内に向ける）」という入静、つまり体と心の活動レベルが下がった状態に入るのである。

では、入静における客観的生理的効果の基礎とは何であろうか？　実験条件を限っても、いまだなおその本質のすべては示されていないが、脳波測定、中枢神経における化学伝達物質の成分分析などから、入静とは内的な要因によって大脳皮質の活動レベルが下がる特殊なプロセスであることが示されている。

国内外の学者はそれぞれに、気功の熟練者の脳波に特有の変化を観察している。それによると、入静時にはα波[47]が大幅に増大していく。初めは後頭葉から前頭葉に拡散していき、後には脳の各区域におけるα波の発生状況がしだいに同程度となり、同調してくる傾向を見せる。そして、各区域のα波が均一化していく傾向は、外界の声や光等、外的因子による干渉を受ける。

気功熟練者の入静では、まずα波はその振幅が増加するが、しだいにその頻度が減少、緩慢となり、リズムが安定するという変化が特徴的なものである。このほか、入静時にθ《シータ》波[48]の出現と拡散現象が見られ、さらに遅いδ《デルタ》波[49]の出現さえも見られる。このことは入静時において大脳皮質細胞が良性の抑制を受けていることの現われであり、したがって入静は、脳神経の活動機能に対して修復・調整作用を持つと言える。

気功による抑制と睡眠による抑制（生理的睡眠と薬物的睡眠を含む）では、ともに神経活動のプロセスにおいて同一な面がある。しかし、両者は完全にその生理プロセスを同じくするものではない。そうでなければ、気功特有の医療作用もまた存在しないことになるからである。

周知のように、睡眠による抑制プロセスは、生理的に脳の中枢神経に広く波及していく現象で、一種独特の時間的推移を示す。ところが、気功による抑制は、能動的な内的抑制（意識的に脳波を下げる）という特徴を持ち、その抑制プロセスにおいても中枢神経の広がり方と時間的推移の仕方に関しても睡眠のプロセスとは異なる。これは脳波の観察によっても証明される。

睡眠においては、時間の推移に伴って脳波にα波の振幅減少、周期の短縮が見られ、つぎにα波が消失し、紡錘波《ぼうすいは》（ノンレム睡眠のステージⅡで、連続的に出現する約一四ヘルツの波）が出現し、それから不規則な徐波《じょは》（ノンレム睡眠のステージⅢ、Ⅳで出現する脳波）と続く。これに対し、入静ではα波の消失が見られないだけでなく、α波の振幅増加、周期の延長が出現し、それらが平均的になって持続状態を呈するというように、睡眠における脳波の類型とは大きく異なっているのである。

また、入静と催眠における脳波ではともにθ波が出現するが、催眠時におけるθ波はα波のリズムが減弱したとき、あるいは消失した後に出現し、入静時においては、θ波はα波と同時に出現する。血管容積、まばたき反射などの実験観察によっても、気功の入静と催眠とは同じ機能状態に属するものではないことは説明されている。

人が目を閉じて安静に休息しているときも、脳波にα波は現われる。これを入静と比較すると、その振幅は小さく、安定していない。血圧・血管容積などの観察によっても、安静に休息するのと気功における入静とは、同じ生理状態に属するものではないことが示されている。

＊47 **α波**：安静・覚醒・閉眠時に健常人の後頭部位に出現する。
＊48 **θ波**：浅い睡眠時の脳波。
＊49 **δ波**：深い睡眠時の脳波。

気功中の前庭刺激反応時間[*50]を測定してみると、その値は明らかに延長する。このことは、入静状態にあっては交感神経の活動が減弱し、副交感神経の活動が増強していることを示すものであるが、これにより自律神経自体の働きが、より調整・改善されるのである。また、皮膚電位[*51]の変化は神経系の機能状態を反映するが、気功中の入静が比較的深くまで達したときには、皮膚電位は大幅に下降し、安定的傾向を示す。さらに入静後は、膝蓋腱反射《しつがいけんはんしゃ》[*52]とまばたき反射は減弱して、筋肉の刺激反応時間は延長する。以上に述べてきた実験により、入静時、大脳皮質ではエネルギーを消費する活動は減弱し、エネルギーを蓄積する活動が増強することがわかる。この状態が大脳皮質の機能に良好な回復・調整作用をもたらすのであり、気功療法による治療・保健の生理的基礎となるのである。

呼吸器系に対する作用

呼吸の鍛錬・調整は、気功法のなかの重要な内容の一つである。気功の熟練者は、呼吸の方法、一分間の呼吸量、呼吸回数などに明らかな変化が認められ、呼吸の気流速度（鼻から出入りする空気の速度）は著しく減少する。また、X線の観察では、呼吸法に熟練している者では、横隔膜の上下運動幅が普通の状態に比べ二〜四倍に増大していることが確かめられている。これは吸気時の胸膜腔の陰圧を強めることとなり、心肺の循環機能を改善させる。そして胸腔の容積の増加により呼吸時の換気量は明らかに増加するが、呼吸回数が減少するため、毎分の通気量は低下し、肺の二酸化炭素の排出量は減少する。その結果、肺胞における二酸化炭素分圧は上昇、酸素分圧が低下して、血中酸素の飽和度は下降するといった一連の変化を示すようになる。

しかし、血中乳酸量の測定によれば、こうした変化は無酸素呼吸により代謝が増加したための変化ではないので、気功者は酸欠の息苦しさを感じることなく、心は平然、気分は和やかな状態を保ちうるわけである。これに対して一般的には血中の二酸化炭素の濃度が増加すると、呼吸中枢を刺激して呼吸は深く、速くなり、呼吸量は増加する。この時、無理に呼吸回数を減少させようとしても数分程度しかできるものではない。

また、入静時、体内の酸素消費量は必ず低下するが、その程度は気功法の種類、気功者のレベルによって異なる。一般に松静功（虚静功のこと。一八〇ページ参照）においては、呼気代謝の下降は顕著だが、強壮功（七九ページ参照）の三円式[*53]ではあまりはっきりとはしない。

このほか、ガス代謝（呼吸量）の程度は姿勢とも関係する。臥式で練習する場合は、その酸素消

＊50 前庭刺激反応時間：電気刺激により迷路（内耳を構成する管腔構造。主に聴覚、平衡感覚を司り、半規管、前庭、蝸牛《かぎゅう》に分けられる）を刺激し、頭部の偏転に要した最短通電時間。

＊51 皮膚電位：精神活動状態を示すパラメータである皮膚電気活動（Electro Dermal Activity）を測定するために使われる（J-STAGEトップ／国際生命情報科学会誌／21巻〈2003〉1号／書誌より）。

＊52 膝蓋腱反射：膝蓋腱部（膝小僧のすぐ下）を打つと大腿四頭筋が収縮して膝関節が伸展する脊髄反射。

＊53 三円式：強壮功の立式のこと。両手の形作る弧、両腕の形作る弧、両下腿の形作る弧をそれぞれ円と見立て、三つの円より成る形ということでこの名がある。

費量は基礎代謝の程度であり、立式によっておこなう場合の酸素消費量は臥式に比べ明らかに増加する。エネルギー消費量も臥式でおこなうものが最も少なく、平均して気功前よりも三〇パーセント減少する。坐式では気功前よりも一三パーセント減少、立式では気功前に比べ大きな差はない。毎分の産熱量も気功中では下降の傾向を示す。一般に睡眠中の酸素消費量は、覚醒時に比べ一〇パーセント減少するが、入静後の酸素消費量は熟睡状態よりも低下する。これは、気功の入静と睡眠の間の本質的な違いであると言えよう。

動物実験によると、吸気中枢の興奮性を増強させれば、興奮過程は交感神経中枢に向かって拡散し、交感神経の活動を増強させるし、呼気中枢の興奮性を増強させれば、興奮過程は副交感神経中枢に向かって拡散し、副交感神経の活動を増強させることが観察されている。このように、呼吸中枢と自律神経中枢が影響し合っているため、気功により人為的にその働きを強めたり弱めたりすることができるのである。

実際気功の際、吸気の方を強調しておこなうと瞳孔が拡大し、腸鳴が減弱するなど、交感神経を興奮させる生理効果を及ぼすし、呼気の方を強調しておこなうと瞳孔が縮小し、腸鳴が増強するなどの副交感神経を興奮させる生理効果を及ぼす。このことから、人はある種の呼吸鍛錬によって、個人の主観的意志と臨床上の必要性とに従い、自律神経の興奮度を増強あるいは抑制して自律神経機能を調節できることがわかる。そのためある種の疾病治療において、セルフコントロールの手段とすることができるのである。

消化器系に対する作用

気功は胃腸の蠕動《ぜんどう》運動を調整し、また消化腺の分泌機能にも影響を与える。気功特有の呼吸は、直接に横隔膜の運動幅を増大させるが、このことは横隔膜による胃腸マッサージ作用を増大させる意味を持っているので、用いる呼吸法とその程度が適当であれば、この作用によって胃腸の蠕動運動と消化腺の分泌機能を調整することができる。

消化器系は自律神経の直接のコントロール下で生理活動をおこなっているが、気功特有の呼吸によって、人為的に交感神経・副交感神経の興奮度を変化させることができる。この意味からも気功は消化器の機能を調節する有力な手段なのである。

消化器系の生理活動は、自律神経のコントロールを受けるほか、大脳皮質の調節も受けている。したがって、情緒は胃腸機能にはっきりと影響を及ぼすことになる。そして気功による情緒のバランス化・調節作用は、消化器系に及ぼす効果にさらに広い調節作用を与える。

入静（体と心の活動レベルが下がった状態）によって交感神経・副交感神経の活動・機能がバランスを得る、情緒の安定が得られる、リズミカルで緩慢な横隔膜によるマッサージが発揮される、大脳皮質の皮質下中枢に対する調節が改善されるなどが見られる。そして、これらすべてが気功の入静によって得られる消化器系の総合的調整作用なのである。

ここで重要なことは、これらの調整作用がそれ自体両義的な効果を持つということである。たとえば、胃腸の蠕動が病的に緩慢であるとき、X線の観察下で気功をおこなったところ、蠕動運動は大きくなり、そのリズムは速くなり、筋肉の張力は高まり、消化が早まるなどの変化が観察される。これに対し、胃腸の蠕動が亢進している場合では、逆に抑制的な調節がなされているのである。

気功の消化器系に対する調節的影響は、胃液、十二指腸液、唾液および胆汁などの消化液の臨床検査・観察によっても証明される。肺結核患者では、その多くが食欲減退やるい痩《そう》（やせ衰えること）を示し、唾液中のアミラーゼ[*54]の量も一般に比べて低い。しかし、気功後では食欲は高まり、栄養は改善され、唾液中のアミラーゼの活性度も多くの場合増強するほか、胃液分泌量、胃液酸度、ペプシン[*55]の量および胆汁等消化液の調節的変化が観察される。これらは気功が消化器系に対して、「亢進するものはこれを抑え、弱まっているものはこれを扶《たす》ける」という両義的な調整効果を持っていることを示すものである。

循環器系に対する作用

心拍出量（一分間に心臓から全身に送り出される血液量のこと）、肺動脈圧、血圧等の実験観察によると、気功の心臓・血管に対する影響は顕著で幅広いものがある。気功における入静の後、心拍数は明らかに減少し緩慢となるし、気功熟練者では人為的に心拍をコントロールして速くしたり、遅くしたりもできる。なかには心房粗動[*56]を誘発させることができる者もいるが、逆に心房粗動、房性あるいは室性の期外収縮等[*57]、心臓リズムの失調を矯正する作用も気功にはある。

気功中に見られる心拍出量の変化は呼吸法と密接に関連しており、吸気を強調した場合では交感神経の興奮性が高まって拍出量が増加するし、呼気を強調した場合は迷走神経[*58]の緊張が強まって拍出量は減少する。しかし、入静後では、吸気・呼気の強調を問わず心臓の拍出量は減少する傾向を示す。また、慢性リウマチ性心臓弁膜症の臨床観察によれば、気功治療の後、肥大していた心臓が程度の差こそあれ、すべての症例で収縮しているのが認められた。さらに、肺動脈圧を下げる作用があることもわかっており、これが肺高血圧症に対する治療の理論的基礎を提供している。

血圧・血管容積、血管透過性などの実験観察により、気功が血管機能に対しても影響を及ぼ

＊54 アミラーゼ：膵臓や唾液腺に含まれる消化酵素。

＊55 ペプシン：胃液に含まれるタンパク質分解酵素。

＊56 心房粗動：心房の興奮回数が一分間に二四〇～四五〇回で、電気的興奮が主に右心房内を大きく旋回する頻拍（脈拍が速くなること）。

＊57 房性あるいは室性の期外収縮：房性期外収縮→心房期外収縮／異常な部位で発生した電気刺激によって、正常な拍動がおこる前に心房が活性化され、それによって余分な拍動が生じる病態。室性期外収縮→心室性期外収縮／心室からの異常興奮により生じる不整脈で、心電図では先行する心房波（Ｐ波）が認められず、幅の広い心室波（ＱＲＳ波）が記録される。症状として、脈が跳ぶ、脈が乱れるといった動悸症状を訴える人が多い一方で、無症状でわからない人もいる。

＊58 迷走神経：脳神経の一つで、副交感神経である。

すことが証明されている。気功の熟練者で健康な者の場合、人為的に血圧の昇降をコントロールできるものである。一方、普通の人で高血圧ではない場合、血圧値は気功の前後、あるいは気功中において明らかな変化は見られず、呼吸方法、誘導の内容、意識を集中する場所を変えることで数値が変化する。

これに対し高血圧患者の血圧降下作用については、非常に確実で安定したものがある。このことは高血圧、あるいは妊娠中毒症の患者に実際に気功をおこなって実証されたばかりでなく、気功をしたグループと気功をしなかったグループとの対照実験においても、気功をしたグループの成績が気功をしなかったグループを大幅に上まわり、降圧の程度はアミタール[*59]薬物試験の平均を上まわるものであった。

気功の降圧効果は、もちろん気功の習熟度、練習時間の長短および、気功法の種類に関係するもので、気功法に十分熟練した者では顕著な効果を示すし、毎日の気功時間が長い者は短い者に比べ効果は顕著である。また、立式と臥式の気功を比べると立式の方がよく、松静功（虚静功）（一八〇ページ参照）と内養功（六八ページ参照）の比較では松静功の方がよい。意識を下丹田（下腹部）に集中した場合と、上丹田《じょうたんでん》（頭部）に集中した場合では、意識を下丹田に集中した方が、理想的な降圧効果が得られる。

気功時には、さらに浅側頭動脈《せんそくとうどうみゃく》の脈波振幅は減少し、橈骨《とうこつ》動脈（手首で一般に脈を取るときに触れる部分）の脈波振幅が増大するという変化が見られるが、これは全身における血液分布状況の変化と関係するものであろう。毛細血管のP32[60]放射性同位元素による透過性の観察では、気功後、P32の吸収率が高まっているのがわかるが、これは気功が毛細血管の透過性を増強することを示すものである。

また、気功前と気功時の冷水刺激による血管収縮の実験観察によると、入静後は血管運動中枢の機能状態は安定に向かい、生体の反応性は改善されることを示している。以上のような結果が、気功治療の高血圧に対する生理的基礎となっている。

気功は血液成分にもまた、顕著な影響を及ぼす。気功の後、白血球中の好酸球、赤血球、ヘモグロビンはみな生理的に増加するが、これは気功が造血機能を刺激、鼓舞する作用があることを示している。このほか、気功後は白血球の貪食《どんしょく》機能とある種の菌に対する調理素（オプソニン）の貪食能力指数も増加に向かう。これは気功が細網内皮系《さいもうないひけい》[61]に影響して、免疫系機能の増強に補助的な作用を及ぼしていることを示すもので、気功の治療・健康増進作用に理論的根拠を提供している。

＊59 **アミタール**：バルビツール酸系の催眠・鎮静剤。中枢神経を全体的に抑制する作用がある。

＊60 **P32**：リンの同位体の一つ。

＊61 **細網内皮系**：間葉《かんよう》に由来し、異物を貪食することにより生体の防御に関与する細胞の総称。

内分泌系に対する作用

気功の神経系に及ぼす作用は非常に広範なものがあり、しかも安定したものであることが実験・観察によって確かめられている。一方、内分泌系が直接・間接的に神経系の調節を受けて、その生理的活動をおこなうことを考えれば、気功が必然的に内分泌系に影響するものであることがわかる。実際、このことは臨床上でも実証されている。

たとえば、二四時間の総尿量中の17－ヒドロキシコルチコイド値の低い気管支喘息患者の気功前後での観察では、気功が副腎皮質に一定の調節作用を持つことを示していた。また気管支喘息で腎陽虚型[*62]の症例の場合、二四時間の総尿量中の17－ヒドロキシコルチコイドは低い値を示していたのだが、気功によって効果が現われた後、低すぎた17－ヒドロキシコルチコイドは正常の水準に回復していた。

ところが、これに対し気管支喘息で腎陰虚型[*63]の肺結核の場合では、この指標の変化は明らかではなかった。また、長年気功を続けている患者が、一日休んだときの午前中の17－ヒドロキシコルチコイドの平均は明らかに下降する傾向を示した。これらは、明らかに気功が17－ヒドロキシコルチコイドを増加させる作用を持っていることを示しているが、そのメカニズムはおそらく視床下部－脳下垂体－副腎という反応系の作用が調整されることに関係していると思われる。

このほか、さらに観察されることとして、気功の前後における血漿中のコルチコイド[*64]の変化がある。周知のごとく、コルチコイドには重要な生理作用と幅広い臨床的意義があるが、気功がコルチコイドに対して顕著に調節的な影響を及ぼすとすれば、その生理的意義は言わずとも明らかであろう。

また、気功が糖尿病患者の血糖を、程度の差こそあれ確実に下降させることも臨床的に観察されている。これはおそらく気功中、膵臓のランゲルハンス島からのインスリン分泌量が増加し、グリコーゲンを分解し減少させることに関係するものであろう。

以上の実験観察はごく初歩的なものであり、その限界もまた大きい。しかし、気功の人体に及ぼす影響の広汎性は証明されたと言える。

今後は人体の各レベルに対して調節的な影響を発揮する作用メカニズムを類推し、それにもとづいて実験範囲を広げていき、免疫系、細胞タンパク質、核酸、環状アデニル酸およびイオンなどの方面の研究を強化していけば、気功療法の発展に大きく貢献することは疑いえないだろう。

＊62 **腎陽虚型**：腎気の温煦作用が著しく低下したもの。腎陽虚衰のために気血の循環が無力となり、全身、筋、骨への温煦作用が減退している状態（『実践東洋医学〈第3巻〉臓腑理論篇』〈三浦於菟著・東洋学術出版社2019年〉）。

＊63 **腎陰虚型**：腎の陰液が不足したことで現れる。糖尿病や肺結核症などの慢性消耗性疾患、神経系の難病、自己免疫疾患、不妊症などに広く見られる（『実践東洋医学〈第3巻〉臓腑理論篇』〈三浦於菟著・東洋学術出版社2019年〉）。

＊64 **コルチコイド**：副腎皮質（cortical）から分泌されるステロイド様物質の総称。コルチコステロイド。

第2章 気功鍛錬法

一九四七年より、私たちは気功の発掘・整理作業を始め、
各流派の長所を整理して、内養功（多くの要素を取り入れた複雑な静功）、
強壮功（比較的単純な静功）、保健功（体のマッサージ）、
行歩功（歩きながら行う気功）の四つの気功法にまとめた。
これらは幅広く臨床に応用され、
それぞれすぐれた効果が認められている。

1 内養功

内養功は静功（体の動きを伴わない気功。これに対して、体の動きが伴うものは動功）における主要な功法の一つである。この種の功法は代々、すべて個人的な口伝により教え伝えられてきたものだが、私たちは一九四七年、李維華、張幼天両氏の協力により、河北省・威県の劉渡舟先生より教わることができた。これを整理して実際の臨床で検証してみると、確かにすぐれた治療効果が認められたので各地に普及していったのである。内養功は、字句の黙念（頭のなかで言葉を唱える）、呼吸の停止、舌の上下、気沈丹田[*1]などが強調されるもので、大脳の働きを鎮め、臓腑を動かすという特徴がある。以下、その具体的なやり方を示していこう。

1 姿勢

側臥《そくが》式、仰臥《ぎょうが》式、坐式および壮式の四種類がある。

＊1 気沈丹田：丹田には上丹田（頭部）、中丹田（胸の真ん中）、下丹田（下腹部）の別があるが、ここでは上半身の気を下げて下丹田に集めること。

側臥式（横向きに寝る）

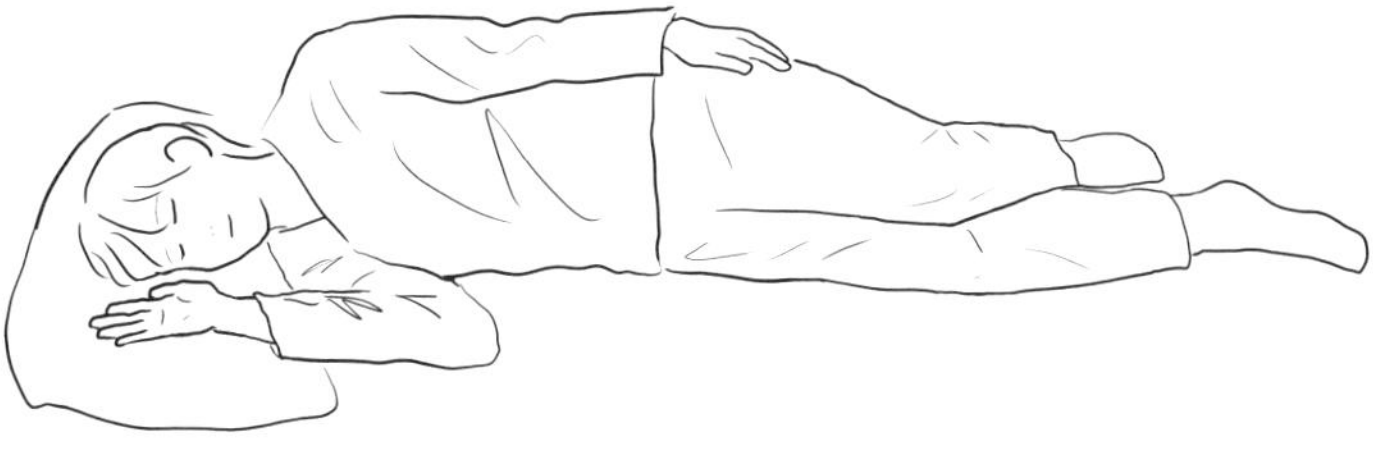

ベッドの上に横向きに寝る。顎をわずかに引き、頭・首の部分が左右に傾かないように枕で調節し、脊柱はわずかに丸くして、含胸抜背《がんきょうばっぱい》（背を反らせないで力を抜く。胸を張らなければよい）にする。右向きに寝るときは、右腕は自然に曲げ、五指を伸ばして、掌《てのひら》を上に向け、顔の前およそ六センチ前後のところで、枕の上におく。左腕は自然に伸ばして五指は自然に開き、掌を下向きにして、左腰骨のところにおく。右脚は自然に伸ばし、左脚は膝を六〇度くらいに曲げて両膝が軽く重なるようにする。左向きに寝る場合はこれと反対になる。両目は軽く閉じるか、半眼。口の開閉は呼吸法によって異なる。

仰臥式（仰向けに寝る）

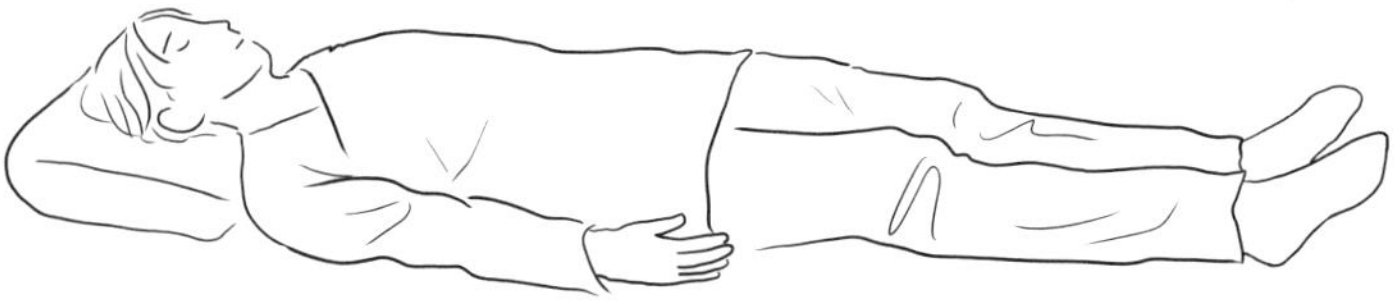

ベッドの上にまっすぐ仰向けになる。頭は心持ち高くし、体をまっすぐにして両腕は自然に伸ばす。十指は軽く伸ばし、掌を体に向けて内向きにし、体のそばにおく。脚はまっすぐ自然に伸ばし、両方のかかとをつけて足先は自然に開く。口、目は側臥式と同じ。

坐式（椅子に座る）

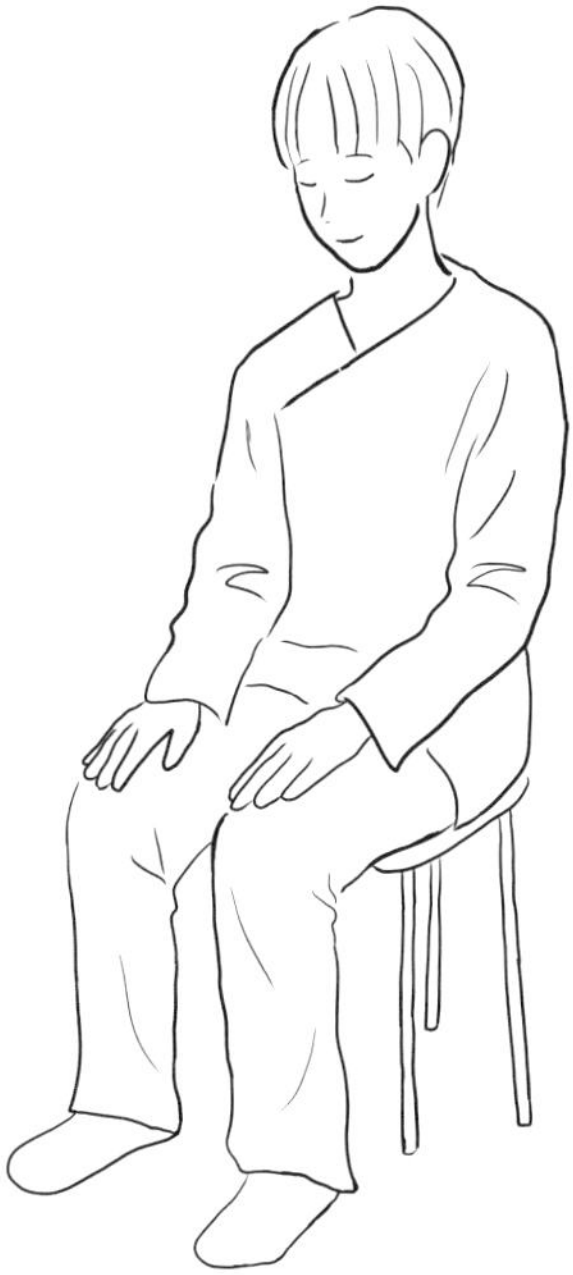

椅子の上にきちんと座り、顎を引いて頭をわずかに前へ傾ける。姿勢を正して含胸抜背（力を抜いたよい姿勢。ただし背中を反らさない）にし、肩の力を抜き、肘を自然に落とす。十指は軽く伸ばして、掌を下向きにして大腿部、あるいは膝の上に軽くおく。両足は平行にして肩幅くらいに開き、すねが地面と垂直になるよう、また膝の角度が九〇度になるようにする。椅子の高さが不適当なときはおしりの下、あるいは脚の下に座布団などを敷いて調節する。口、目は側臥式に同じ。

壮式

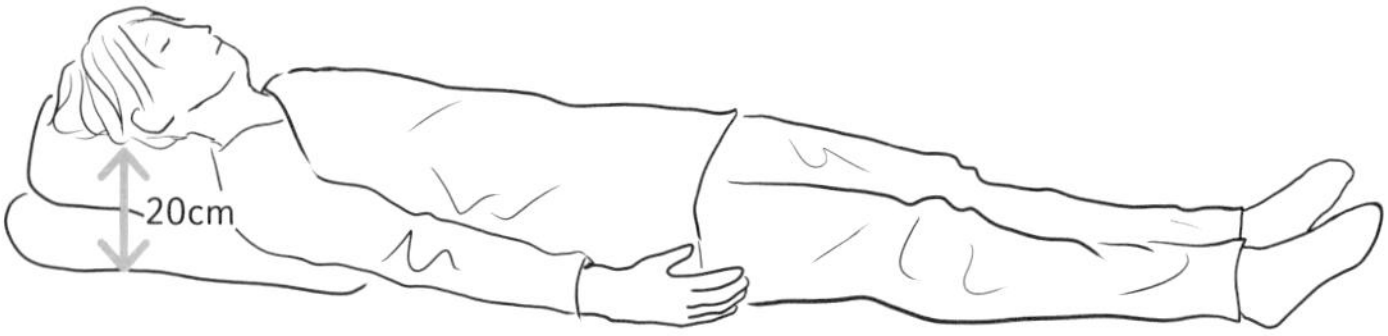

姿勢は基本的には仰臥式と同じ。枕の高さを二〇センチ程度とし、肩から背中が傾斜するように、肩・背中に座布団などをあてがう。その場合、肩・背中が宙に浮かないように気をつける。両脚はまっすぐ伸ばし、掌は体に向けて内向きにし、大腿部の両側にぴったりつける。そのほかは仰臥式と同じ。

内養功の姿勢は一般にはまず臥式（寝る姿勢）から始めるのがよい。左側臥式・右側臥式および仰臥式のどれをおこなうかは、病状および個人の習慣によって決めればよいが、胃の収縮力の低下した者、腸の蠕動《ぜんどう》力の比較的弱い者、および胃内容物の排出時間の遅い者は右側臥位（右向きに寝る）がよい。とくに、食後では右側臥位でおこなうことが重要である。しかし、胃粘膜脱垂症*2の患者では、胃粘膜自体の重さにより病状が悪化する*3ので、右側臥式は避けた方がよいだろう。毎日の気功は臥式と坐式を組み合わせながらおこなってもよいし、どちらか一方のみをおこなうのでもよいが、一般には臥式の練習を数日おこなったのち、体力が回復してきたら坐式を加えて、徐々に坐式の方を増やすようにするのがよいだろう。壮式は仰臥式の一つではあるが、体力増強のためにするものなので、体が回復したのちにおこなうのがよい。

2 呼吸法

内養功の呼吸法は比較的複雑で、呼吸、呼吸の停止、舌の上下、字句の黙念（頭のなかで言葉を唱えること）の四種類が組み合わされたものである。よく用いる呼吸法にはつぎの三種類がある。

＊2 胃粘膜脱垂症：幽門粘膜脱出症、胃幽門粘膜脱。幽門部の粘膜の一部が十二指腸球部に脱出したもの。
＊3 胃粘膜自体の重さにより病状が悪化する：右側臥位だと、胃の内容物が十二指腸に下りやすいが、もともと胃粘膜の一部が十二指腸内に脱出している胃粘膜脱垂症の患者だと、重力の関係で胃の粘膜がさらに脱出する可能性があるためと思われる。

ごく軽く口を閉じて鼻で呼吸する。まず息を吸う。このとき意識で気を下腹に導く。吸ったらすぐには吐かずに、呼吸を止め、しばらく後《のち》に徐々に吐いていく。全体で、吸－止－吐という流れになる。これに字句の黙念を組み合わせていくが、普通はまず三文字の言葉から始める。慣れてくれば徐々に字数を増やしてもよいが、多くとも九字を超えないのがよい。内容は、必ず「リラックス」「すばらしい」「健康」といったポジティブなものを選ぶようにする。よく用いられる言葉として、「自己静[*4]」「通身松静[*5]」「自己静坐好[*6]」「内臓動、大脳静[*7]」「堅持練功能健康[*8]」などがある（実際におこなう際には、ポジティブな内容の短い日本語を選ぶとよい）。

この字句の黙念は呼吸に合わせておこなうが、いま「自己静」を唱える場合を例にとると、息を吸うときに「自」、息を止めたときは「己」、息を吐くときに「静」という具合にそれぞれ頭の中で言葉を唱える。その他の字句の場合も、これに従っておこなえばよい。呼吸と黙念がうまくいったら、今度はさらに舌の上下を加えていく。息を吸うときに舌を上顎につけ、息を止めている間は動かさず、息を吐くときに下ろしていくという具合におこなう。

第二呼吸法

鼻、あるいは口と鼻の両方で、まず息を吸う。吸った息を止めないで、徐々に吐いていき、吐き終わったところで息を止める。全体で、吸－吐－止という流れになり、黙念は息を吸うときに一番目、吐くときに二番目、止めるときに三番目の字をそれぞれ黙念する。舌は息を吸うときに上顎につけ、吐くときに下ろし、止めている間はそのまま動かさないという具合におこなう。

第三呼吸法

これは少し難しいので三字で黙念するのがよい。鼻で呼吸をおこなうが、まず少し息を吸って止める。このとき息を吸うのに合わせて舌を上顎につけていき一番目の字を唱える。つぎに息を止めている間、舌を上顎につけたままで二番目の字を頭の中で唱える。それか

＊4　**自己静**：私は静か（ツーチーチン）。
＊5　**通身松静**：全身、リラックスして静か（トンシェンソンチン）。「通身」は全身のこと。また「松」は「鬆（すが入るの〝す〟）」の簡体字で「ゆるめる」「リラックス」の意。以下「松」の字はすべて「鬆」を意味する。
＊6　**自己静坐好**：私は気持ちよく静かに座っている（ツーチーチンツオハオ）。
＊7　**内臓動、大脳静**：内臓は動き、大脳は静か（ネイザンドン・ダーナオチン）。
＊8　**堅持練功能健康**：気功を続ければ健康になれる（チエンツーリエンコンヌンジエンカン）。

らもう一度息を吸いなおし、意識で気を下腹に引き入れながら三番目の字を頭の中で唱える。息を吸い終わったら止めずに徐々に吐いていく。それに合わせて舌も下ろしていく。
このように繰り返しおこなう。全体では、吸－止－吸－吐という流れとなる。

頭の中で言葉を唱えると、思いや感情を鎮めて雑念を排除する効果がある。また言葉による暗示によって、唱える言葉通りの生理的作用・反応を得ることもできる。選ぶ言葉（文字）は病気によって異なり、精神が緊張している者は「我松静」[*9]、脾の働きが失調している者は「内臓動、大脳静」、気血双方とも衰えている者は「恬惔虚無、真気従之」[*10]というのがよい。また気が胸や脇に滞っている者では「気沈丹田、真気内生」[*11]と言うのがよく、これで胸肋部を緩め、背中の詰まりが取れやすくなり、滞っていた気を下に下げやすくなる。

黙念をおこなう場合、最初は字数の少ないものから始め、練習を重ねてしだいに呼吸が調い、柔らかく、細くなってきたら字数を増やすのがよい。黙念は呼吸に合わせておこなうので呼吸の速さ、息を止める時間の長さと密接に関係する。もちろん、それぞれ唱える言葉の長さに一定の規定はなく、臨機応変に変えていけばよいが、黙念する字数は多すぎないのがよい。

3 意守法

意守《いしゅ》というのは気功において意識、つまり心の注目を、あるものまたはある形象に集中させることをいうが、意守には精神を集中させて雑念を排除するという効果があり、気功療法における重要な手段となっている。内養功でよく用いられる意守方法には三つあり、それぞれ異なる部位に意識を集中する。

意守丹田法

丹田《たんでん》とは気功でよく用いられることばであるが、その部位や意義についての見解は一致を見ない。内養功での丹田は臍下《せいか》（ヘソの下）三センチくらいのところにある、気海穴《きかいけつ》に定める。古人は気海穴を「生気の源、気の聚《あつ》まるところ」としており、意識をここに集中し、それを持続すれば、〝元気は盛んとなり百病は癒える〟。丹田は一つのツボではあるが、意念（意識）を固定する場合、正確な位置にこだわる必要はなく、気海穴を中心とした一つ

＊9　**我松静**：私はリラックスしている（ウォーソンチン）。
＊10　**恬惔虚無、真気従之**：何事にもとらわれることなく、心のバランスを保てば、真気は自然に整う（ティエンタンシューウー、ジェンチーツォンジー）。
＊11　**気沈丹田、真気内生**：気を丹田に沈めれば、真気は内側から生まれる（チーチェンタンティエン、ジェンチーネイション）。

の円として下腹の表面を想像したり、一つの球として下腹のなかを想像したりすればよい。

意守膻中法《いしゅだんちゅうほう》

意念をただ黙々と両乳頭間の膻中穴《だんちゅうけつ》を中心とした円、あるいは剣状突起《けんじょうとっき》の下の心窩部《しんかぶ》、いわゆるみぞおちに固定する。

意守脚趾法《いしゅきゃくしほう》

両目は軽く閉じるか、または半眼。意識を視線に合わせて足の親指におく。あるいは目を閉じて足の指の形を思うのもよい。

一般に意守丹田は比較的安全で、気功をすることにより頭、胸、腹部に不快な症状を起こしにくいものである。同時に、意識を呼吸によるリズミカルな腹壁の運動に合わせて固定すると、比較的容易に意念（意識）を集中し雑念を排除することができる。

しかし、女性のなかには意守丹田によって生理期間の延長や生理出血過多などが出現する場合がある。そのようなときは、意守膻中《いしゅだんちゅう》（意識を胸の真ん中に集中する）に切り替えるとよい。また雑念が多く湧く場合や、目を閉じて意識を固定するのに慣れていない初心者は、意守脚趾法をおこなうのがよい。

どこに意念（意識）を固定するにしても、自然であることを第一とし、意守（意識を固定）しているようでしていないというようにする、つまり、「思うようで思わず」の状態で意守することが大切である。かといって全く意識しないというのではいけない。

2 強壮功

強壮功は、私たちが仏教、儒教、道教あるいは民間の気功法から、そのエッセンスを取り出し、整理・統合して作り出したもので、具体的には以下の姿勢と、呼吸法を組み合わせておこなう。

1 姿勢

自然盤膝坐《しぜんばんしつざ》、単盤膝坐《たんばんしつざ》、双盤膝坐《そうばんしつざ》、立式および自由式の五種類がある。

自《し》然《ぜん》盤《ばん》膝《しつ》坐《ざ》（普通のあぐら）

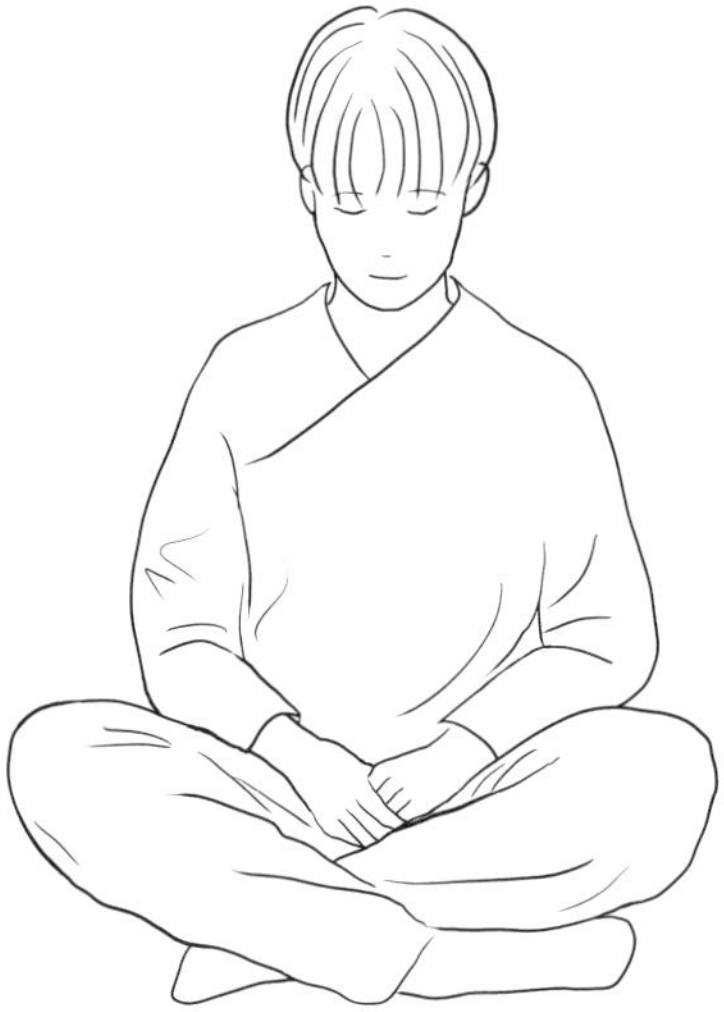

おしりに座布団をあてがって座り、両方のすねを交差させてあぐらをかき、足の裏を後・外方へ向ける。上体はまっすぐにし、腰、背中の緊張をゆるめて胸を前に突き出さないようにする。首の力は抜いて、頭をわずかに前へ傾け、両目は軽く閉じて両腕を自然に下に垂らす。両手は、一方の親指を他方の五指で握るようにして組み合わせるか、一方の手をもう一方の手のなかにおいて、下腹の前におく。

単盤膝坐《たんばんしつざ》（半跏趺坐《はんかふざ》）

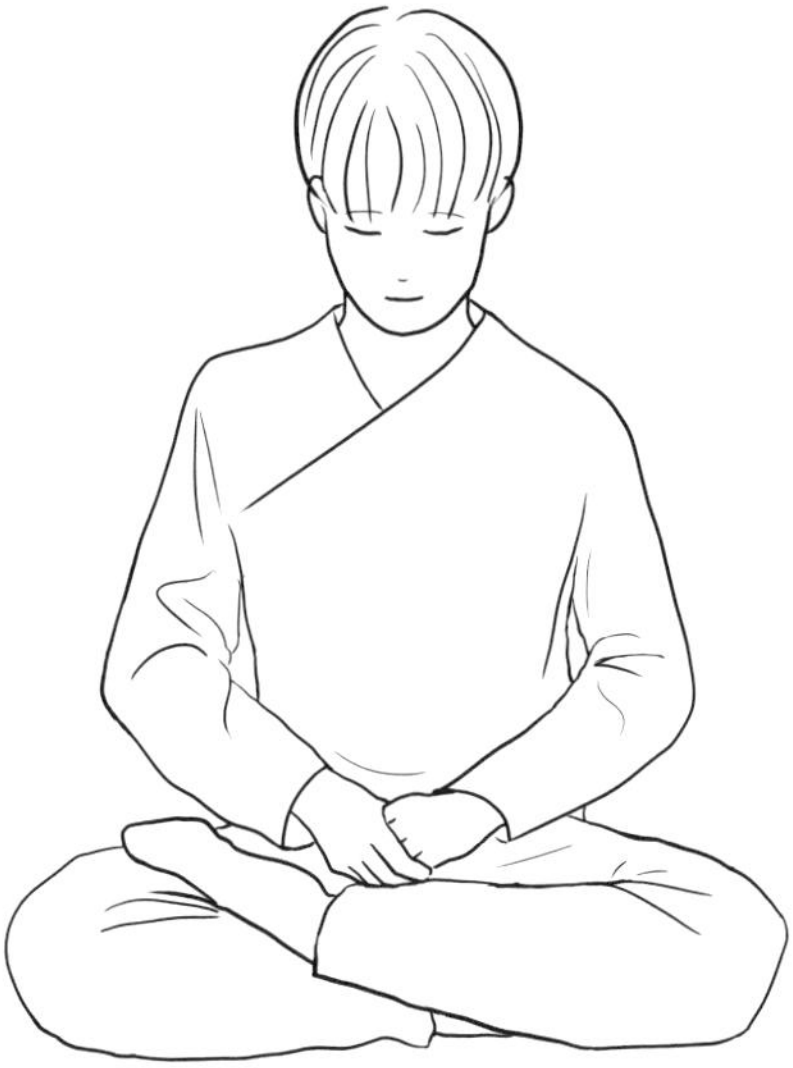

あぐらをかいて座り、左のすねを右のすねの上におき、左の足の甲を右の太腿の上にぴったりとくっつけておく。足の裏は上向き。あるいは逆に右のすねを左のすねの上においてもよい。

双盤膝坐《そうばんしつざ》（結跏趺坐《けっかふざ》）

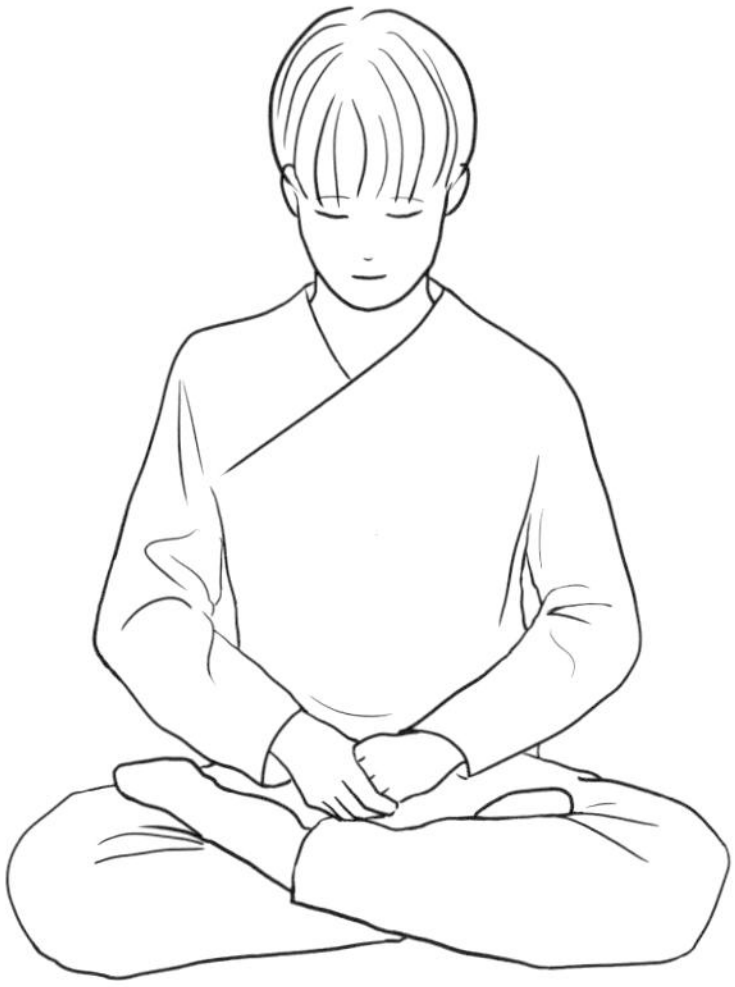

右の足を左の太腿の上におき、さらに左の足を持ち上げて右の太腿の上において、両方のすねを交差させる。両足の裏は上向きで、太腿の上にくる。

立式

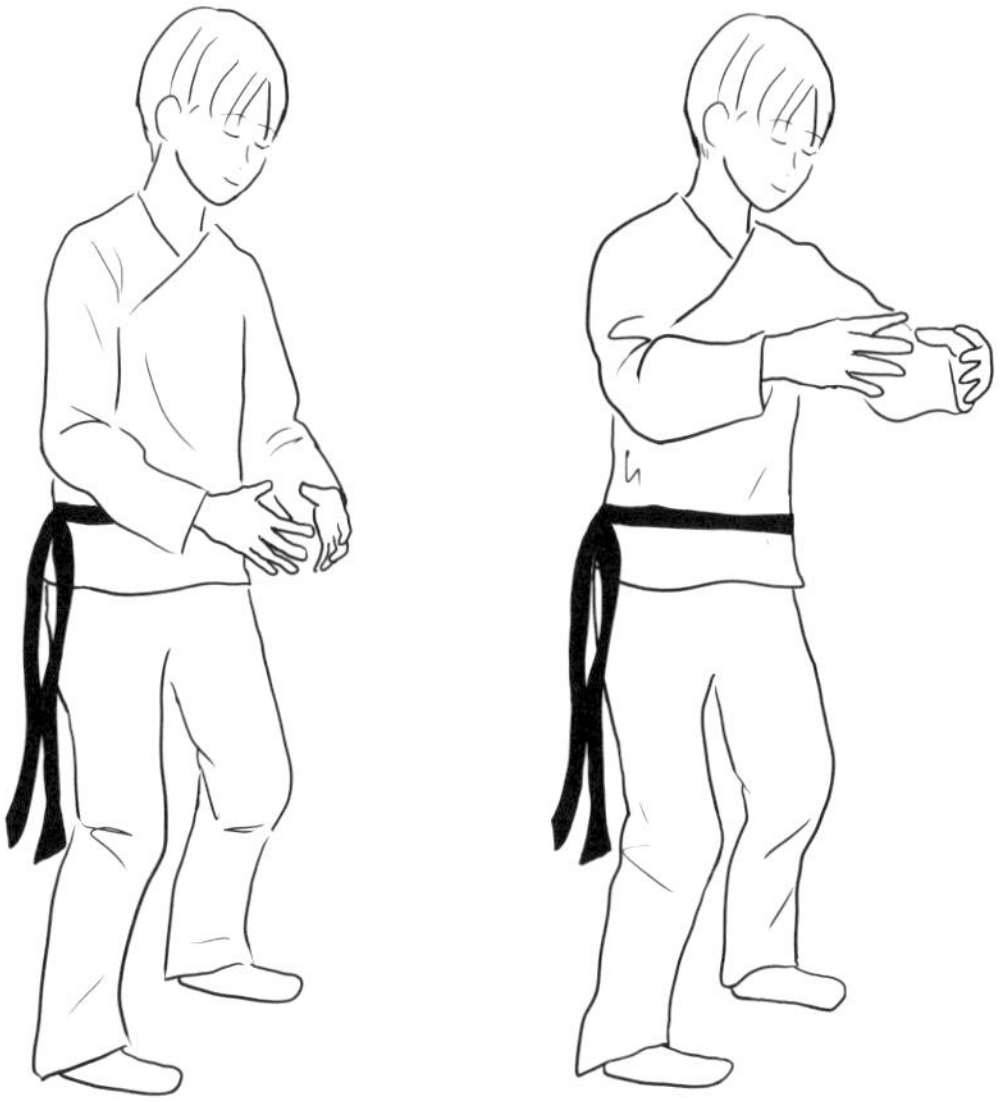

両足を肩幅に開き、つま先はまっすぐ前向きに。膝はわずかに曲げる。胸は張るのではなく少しゆるめ、脊柱はまっすぐにし、頭はわずかに前に傾けて、両目は軽く閉じる。肩はゆるめて、肘は落とす。腕はわずかに曲げ、指は親指と他の四指を開いて両手で何かを抱えているような形にし、下腹の前におく（図左）。あるいは、腕を持ち上げて胸の前で球を抱くようにしてもよい（図右）。立式の練習は室内・室外どちらでもよいが、入静のためには静かな環境、新鮮な空気、雑音のない所を選んでやるのがよい。

自由式

決まった姿勢でおこなうというのではなく、そのときの状態に合わせておこなう。仕事による疲労、あるいは精神の極度の緊張の後、その場でどのような方法でもよいので、意識を丹田に集中し、呼吸を調整することで全身をリラックスさせる。疲労を除いて仕事の効率を高めるのは、体の健康にもよいものである。

2 呼吸法

静《せい》呼《こ》吸法《きゅうほう》（自然呼吸法）

この方法では自然におこなう呼吸を変える必要はない。つまり、意識的に呼吸に注意するのではなく、自然に任せるのである。このような呼吸法は、年輩の人、体の弱っている人、および肺結核等の患者に適している。

深呼吸法（深く長い混合呼吸法）

息を吸うときに胸、腹をともにふくらませ、息を吐くときには胸、腹ともに引っ込ませるようにしておこない、徐々に深く、長く、静かに、細く均等な呼吸ができるようにする。これはノイローゼ、便秘、意識散漫な人に適している。

逆腹式呼吸法

腹式呼吸とは逆に、息を吸うときは胸をふくらませ、お腹を内に引っ込ませ、息を吐くときは胸をゆるめてお腹を外に出すようにする。最初は浅く、それからだんだんに深くしていくが、自然さをマスターすることが大切で、決して無理をしてはいけない。長い間練習していれば、ゆっくりと、均等に、静かに、細く、深く、長い呼吸ができるようになるものである。

強壮功の呼吸では、内養功と同じく鼻で呼吸をすること、また舌先を軽く上顎につけることが要求されるが、鼻の通りの悪い者では、口をわずかに開いて補ってもよい。深呼吸、逆腹式呼吸は食後におこなうのはよくないが、静呼吸は食前・食後どちらにおこなってもよい。

3 意守法

強壮功においても意守丹田によって精神集中、雑念の排除をおこない、入静できるようにする。

3 保健功

保健功は健康維持効果だけでなく、それ自身が治療効果を持つもので、虚弱体質の人や年輩の人にとくに適している。保健功には全部で一八節(マッサージとストレッチ、上体の回転運動)がある。以下具体的に紹介していこう。

静坐は以下におこなう各節の保健功の準備となる。

まず、あぐらをかいて座り、両目は軽く閉じ、胸は張らないようにして、舌は軽く上顎につける。両手は軽く親指を四指で握り、両方の太腿の上におく(左図)。意識は丹田に固定し、鼻で五〇回呼吸する。初心者では自然呼吸でおこなうが、呼吸が徐々に深くなっていけば、深呼吸、あるいは腹式呼吸、つまり息を吸うときに腹部を出し、息を吐くときに腹部を引っ込めて、横隔膜を大きく動かす呼吸でおこなってもよい。

正しく静坐ができるようになることによって、情緒の安定、雑念の排除、筋肉のリラックス、呼吸の均一化をはか

静坐

ることができる。静坐の後、五〇回深呼吸するのは、それで肺のガス交換機能（O_2を吸収してCO_2を排出する）を高め、全身の血液の改善をはかるためである。

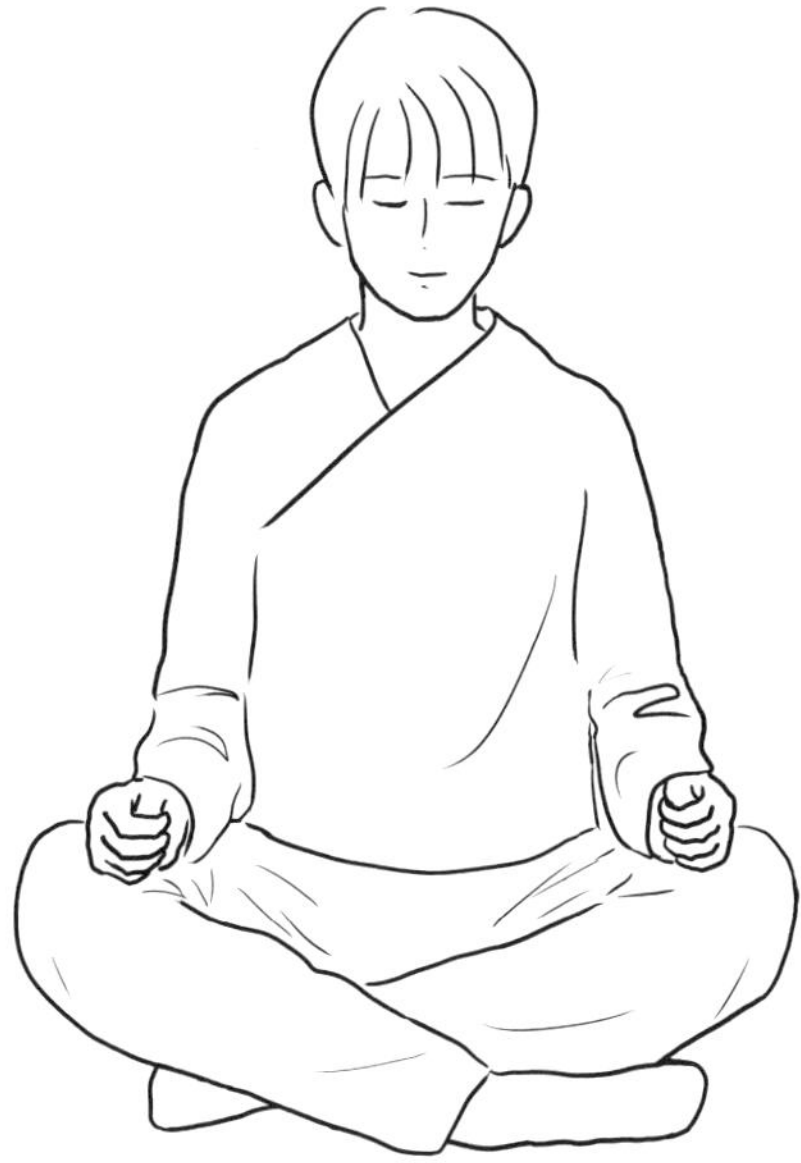

耳功《じこう》

図のように、親指と人差し指で耳介《じかい》を包み込み、一八回マッサージする。（図1、2）。つぎに両手の拇指球《ぼしきゅう》で耳をふさぎ、指を後頭部におき、人差し指を中指の上に重ね、少し力を入れて弾くように人差し指で頭を叩きトントンという音を聞く（昔はこれを鳴天《めいてん》鼓《こ》と呼んだ）。これを二四回（図3）。

耳のマッサージは聴覚を司る神経（内耳神経）を刺激して、その興奮性を高めることで、聴力を高め、耳鳴り、難聴等を防ぐ。鳴天鼓では、大脳に柔らかな刺激を与えることができるので、中枢神経の調節作用もある。このとき、血液の循環に関与する自律神経中枢にも刺激を与えることができるため、心肺の機能改善にも役立つ。また、同時にめまいや頭痛にも有効である。

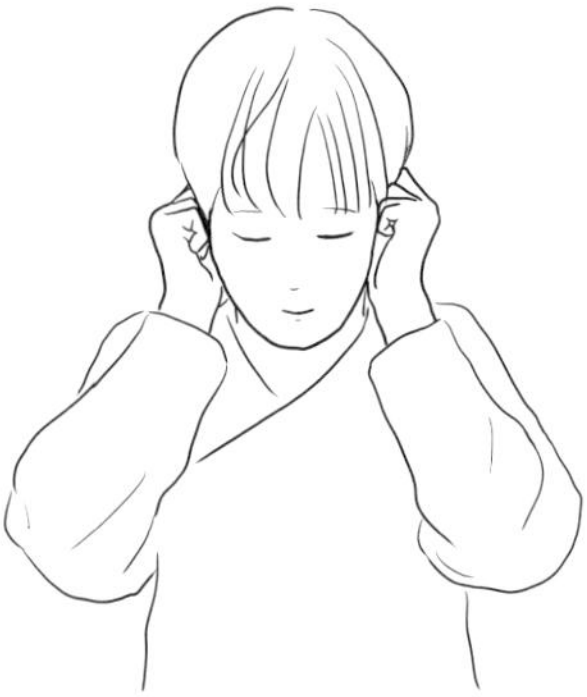

1

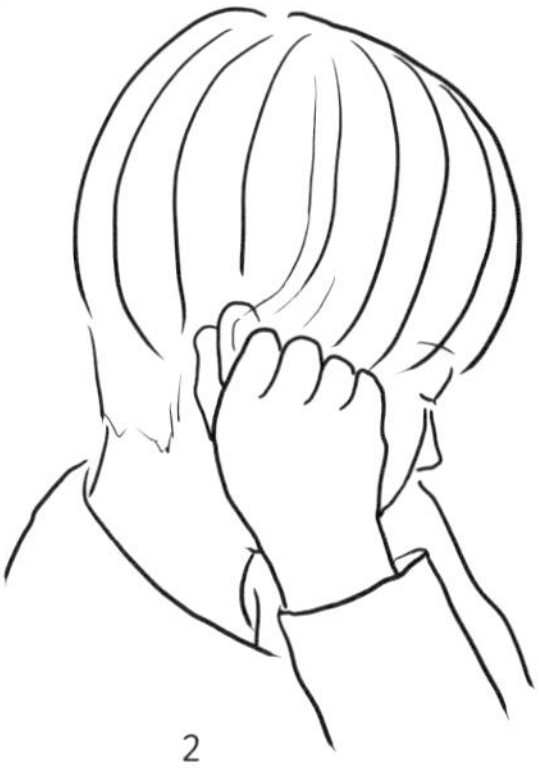

2

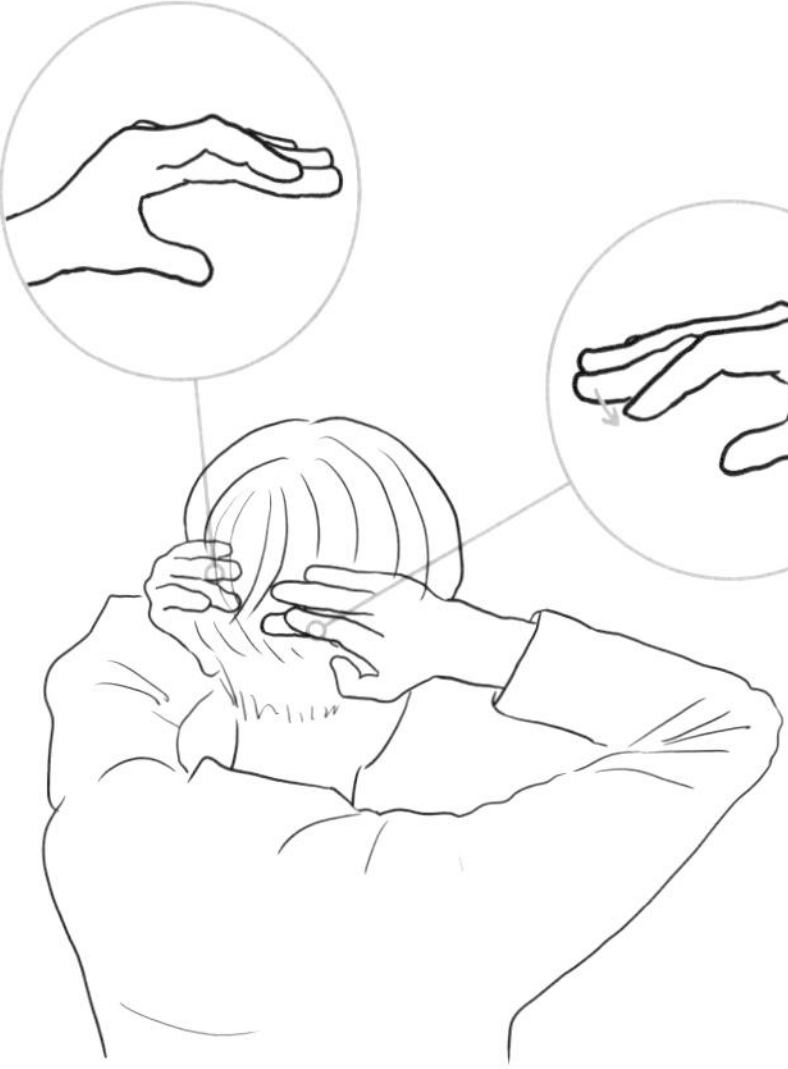

3

叩歯《こうし》

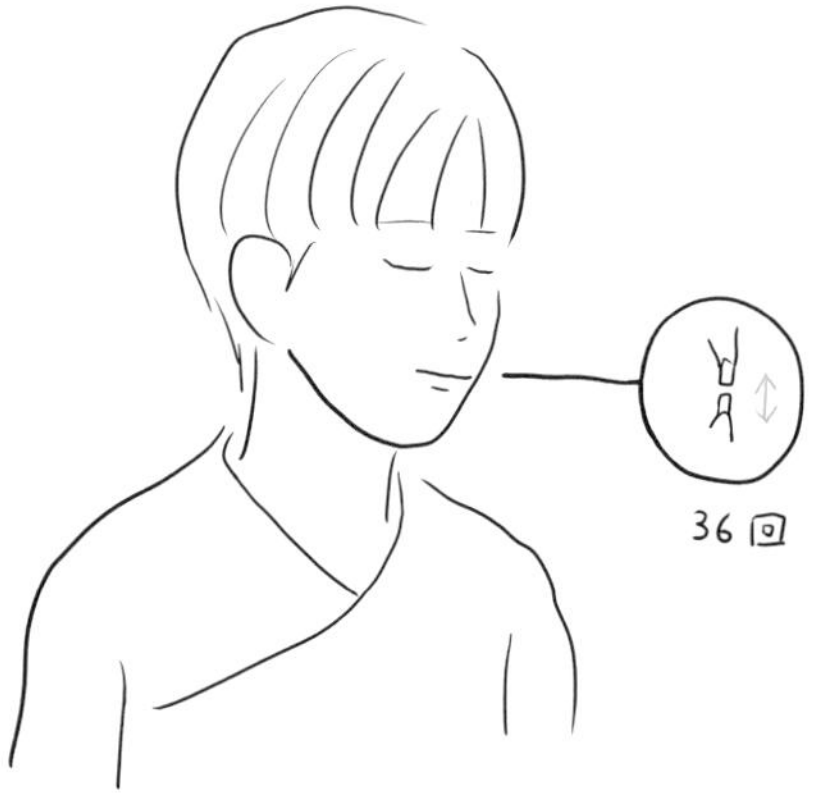

意識を集中して上下の歯を軽くカチカチと噛み合わせる。三六回（力を入れて強く噛み合わせるのではない）。

叩歯では歯を刺激することで、歯そのものおよびその周囲の血液循環の改善がはかれ、歯を丈夫にして歯の病気を防ぐことができる。

舌動（古くは攪海《かくかい》と呼んだ）

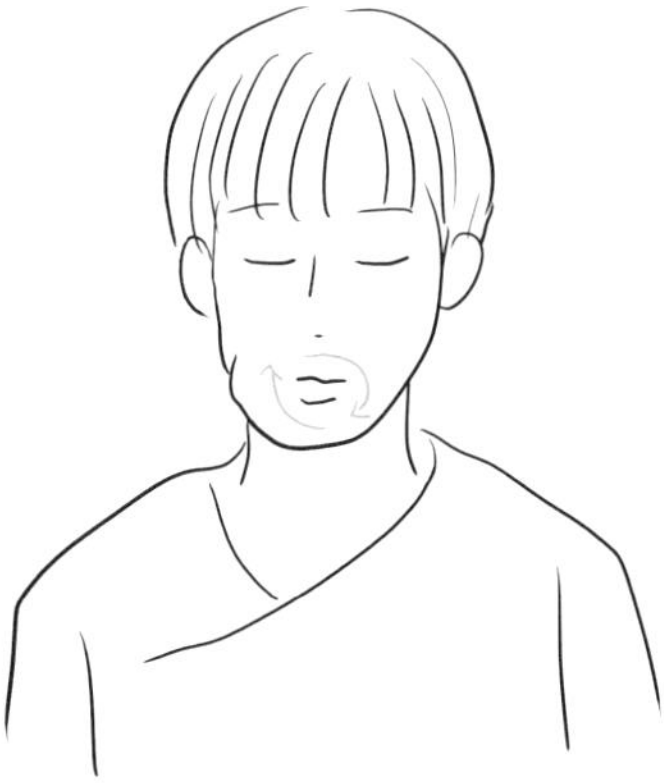

舌を口のなか、上下の歯の外を動かす。右回り、左回り、各一八回、唾液が出てきてもすぐに飲み込んではいけない。続いてつぎの漱津《そうしん》に移る。

漱津《そうしん》

口を閉じたまま舌動で生じた唾液で口をすすぐ。三六回。それから、その唾液を三回に分けて飲み込む。飲み込むときに意識で誘導して、それがゆっくりと丹田にまで降りるようにする。

舌動と漱津《そうしん》は消化液の分泌を強く誘導して、胃液、腸液の分泌を高めるので、消化機能を高め、食欲を増し、栄養の吸収を促進することができる。

鼻のマッサージ

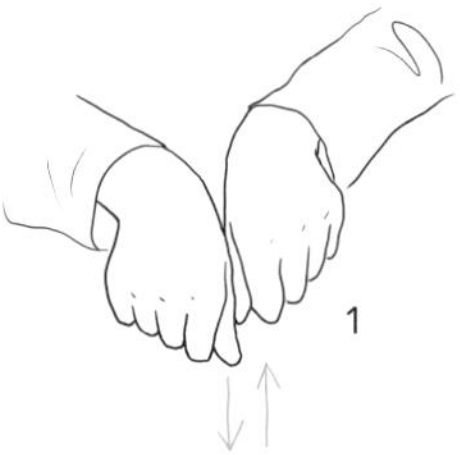

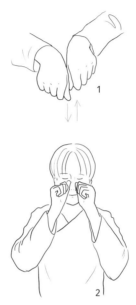

1

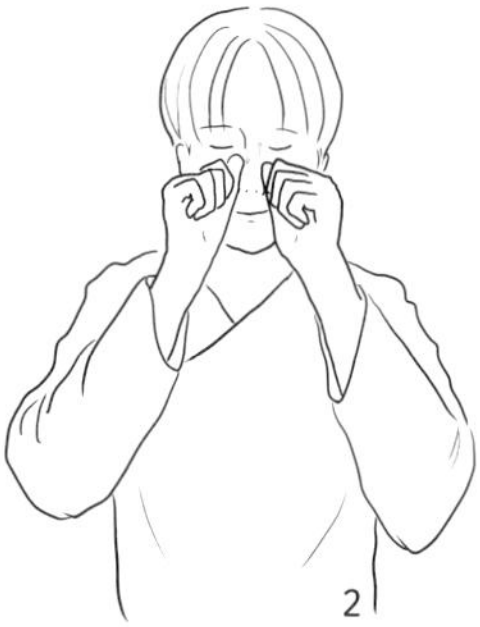

2

両手の親指の指背どうしを熱くなるまでこすり合わせる（図1）。それから両手の親指の指背で鼻をはさみ、軽く鼻《び》翼《よく》の両側（迎香穴《げいこうけつ》を中心）をこする。一八回（図2）。これは上気道の抵抗力を増強することができるので、風邪の予防、慢性の鼻疾患、アレルギー性鼻炎に治療効果がある。鼻づまりには、時に劇的な効果を見る場合がある。

目功

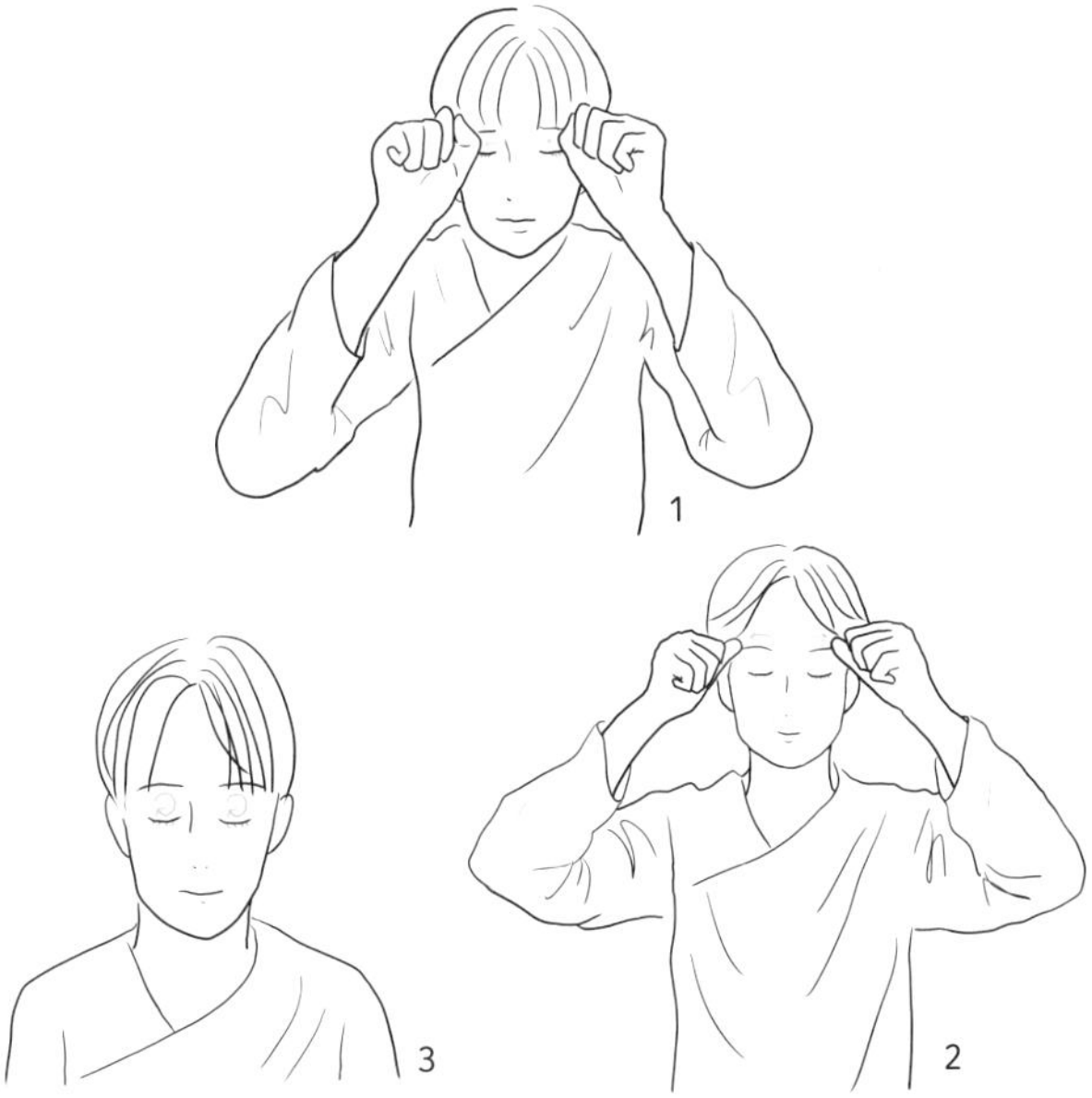

軽く両目を閉じ、両手の親指をわずかに曲げ、関節のところで眼瞼《がんけん》（まぶた）を軽くこする。一八回（図1）。それから両手の親指の指背で眉を軽くこする。一八回（図2）。つぎに両目を軽く閉じたまま、眼球を右回り、左回り、各一八回まわす。（図3）これで、眼球および目の筋肉の活動性を促進し、血液循環を改善して目の疾患を防ぎ、視力を高めることができる。

顔のマッサージ

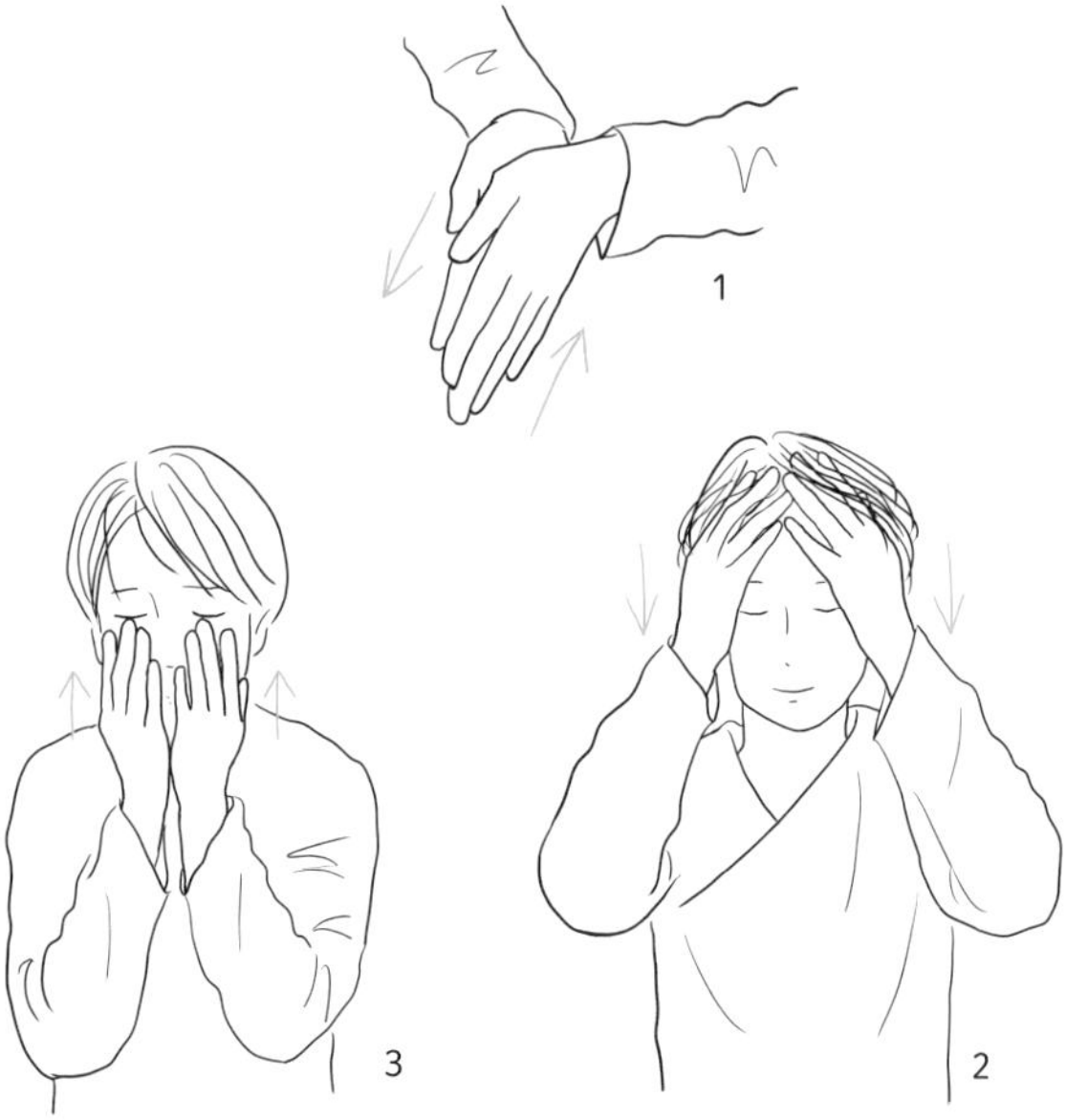

両手の掌を熱くなるまでこすり合わせ（図1）、その手を額のところから鼻の両脇を通って下顎までこする（図2）。それから再び下顎から上向きに額までこする（図3）。これを繰り返す。上下ともに三六回。

これは顔面部の血液循環を促進することができるので、顔面神経の活動性を高め、顔に美しいつやを与えることができる。

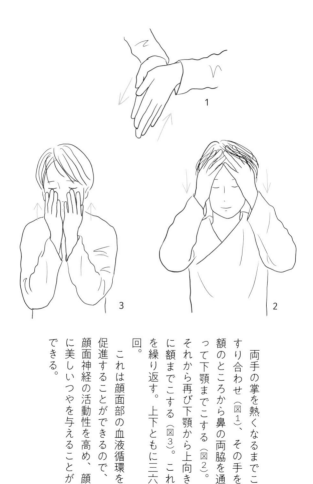

項功《こうこう》

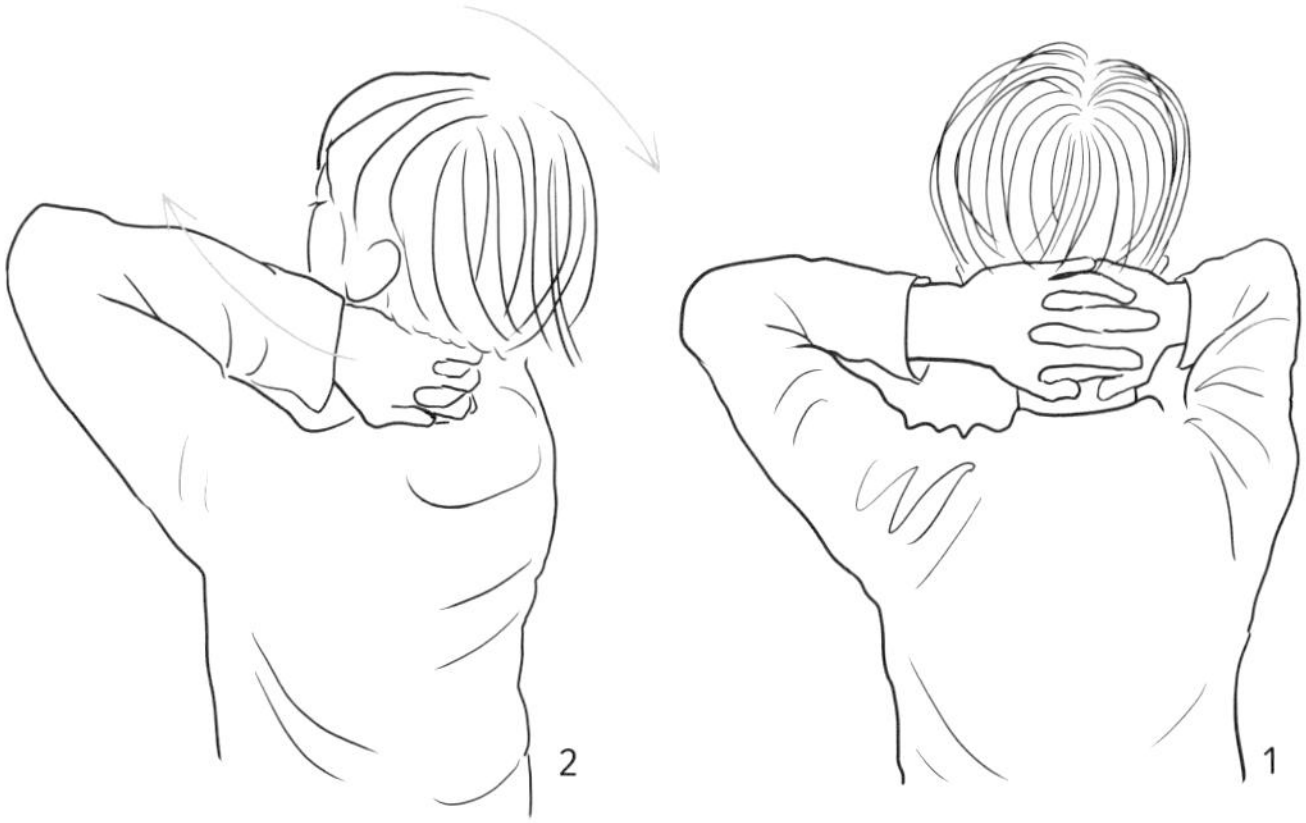

両手の指を組み合わせて首の後ろを包み込むようにし、顔は上に向ける（図1）。そのまま両手は前へ引くように、頭は後ろへ引くようにして力を入れ、入れたら抜く。これを三～九回（図2）。これは、肩こり、めまいを除き、血液循環を良好にする。

肩のマッサージ

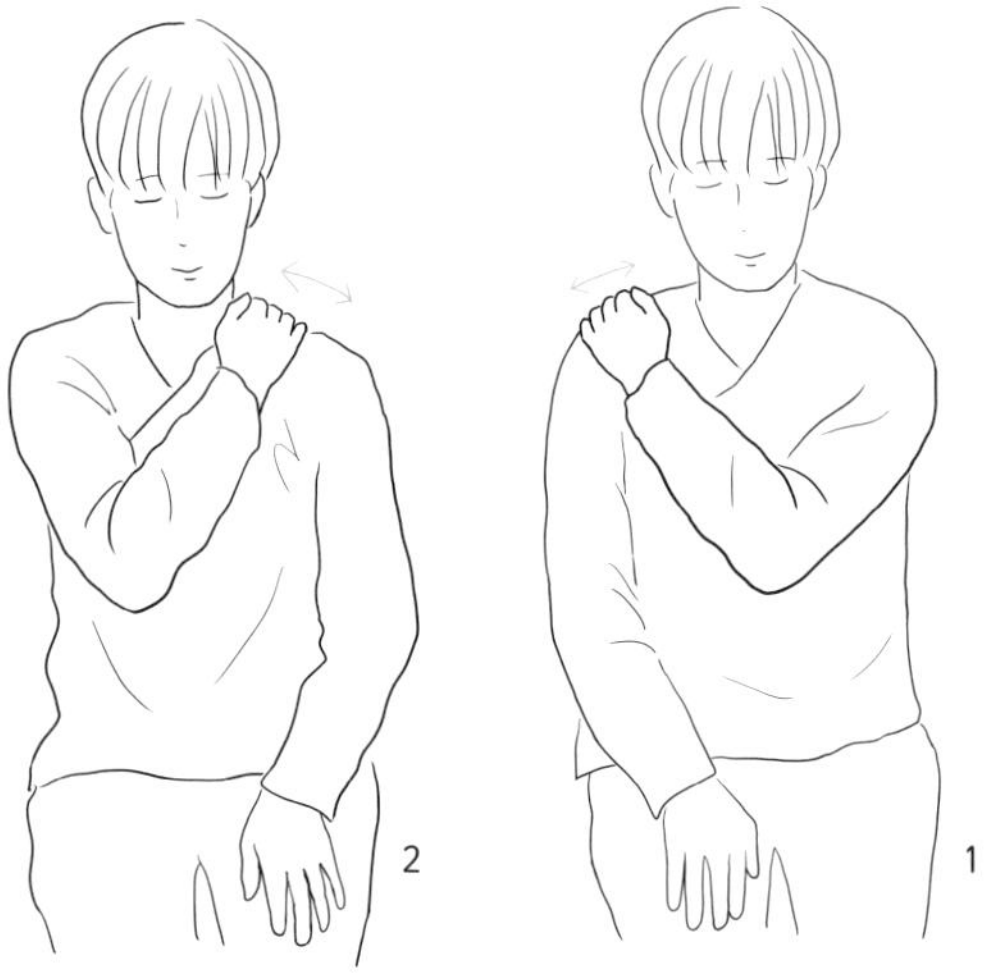

左手の掌で右肩を一八回マッサージ（図1）。それから今度は右手の掌で左肩を一八回マッサージ（図2）。これは肩部の血液循環を促進するので、肩関節周囲炎の治療となる。

夾脊功《きょうせきこう》

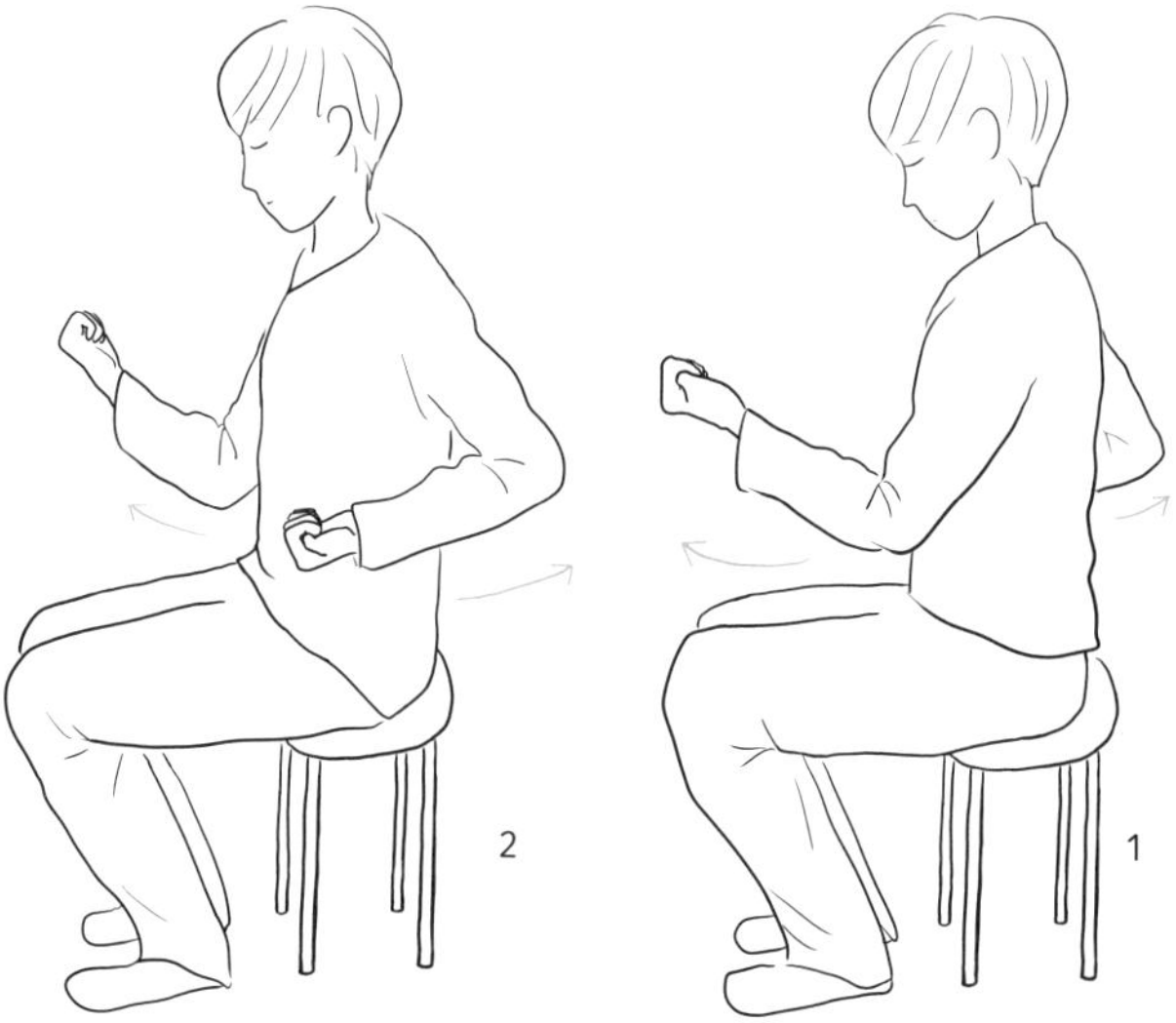

両手を軽く握り肘が九〇度になるように腕を曲げて、左右の腕を交互に前後へ動かす(図1、2)。一八回。これは肩関節および大胸筋の活動を促進し、血液循環を改善する。また内臓の機能・活動を高める効果もある。

腰のマッサージ（古くは搓内腎《さないじん》と呼ばれていた）

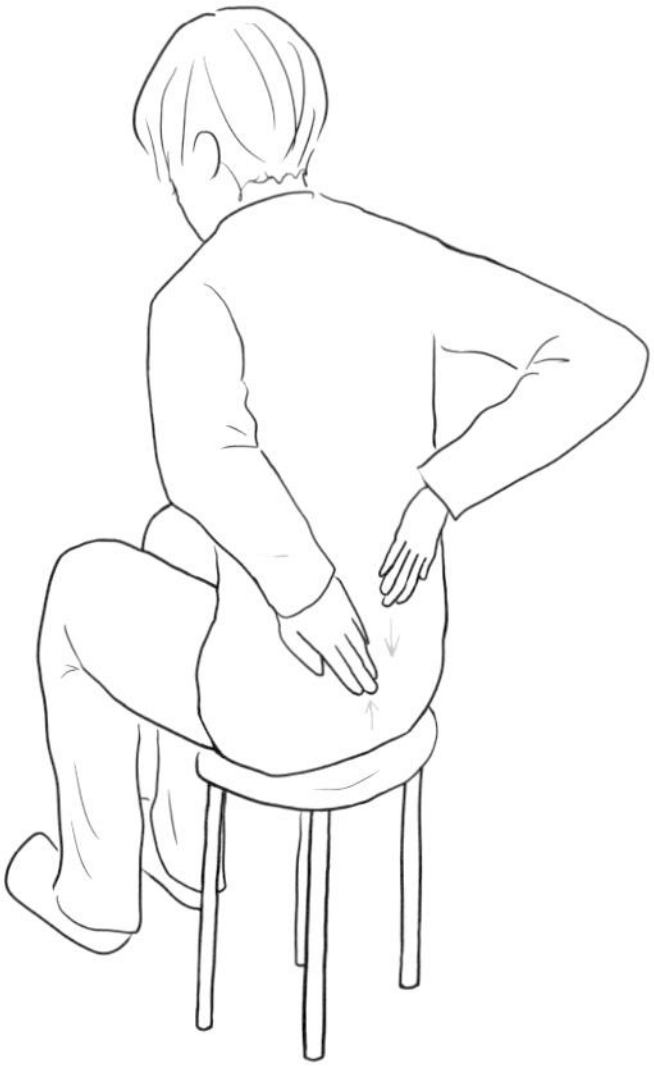

両手を熱くなるまでこすり合わせ、その熱い手で腰の両側を一八回こする（上図）。これは腰部の血液循環を促進し、腰の疲労を除き、腰痛、生理痛、更年期障害の予防、治療となる。

尾骨のマッサージ

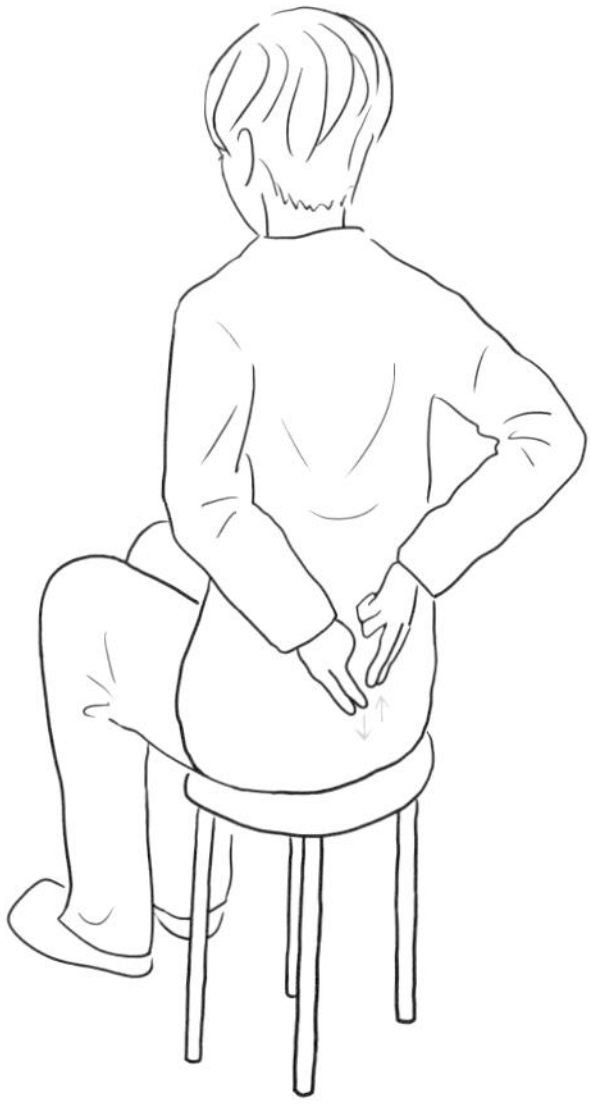

両手の人差し指と中指で尾骨の部分を上下にこする。三六回（上図）。これによって肛門周囲の神経を刺激し、その活動、機能を改善し、局部の血液循環を促進することができる。脱肛および痔等の疾患に対して予防・治療効果がある。

丹田（下腹）のマッサージ

両手を熱くなるまでこすり合わせて、まず左手の掌を大腸の蠕動方向にそって臍《へそ》を中心に円を描くようにマッサージする。すなわち臍の右下から右上、左上、左下とめぐって右下に戻る。このように繰り返し一〇〇回ほどまわす（図1）。それからもう一度両手を熱くなるまでこすり合わせ、今度は右手で同じように（蠕動方向にそって）下腹を一〇〇回ほどマッサージする（図2）。この丹田のマッサージは内臓の機能を高め、内臓の活動を調節する。

たとえば、遺精、インポテンツ、早漏といった疾患には、一方の手で陰嚢《いんのう》を包み、他方の手で丹田をさするという具合にする。この場合左右の手

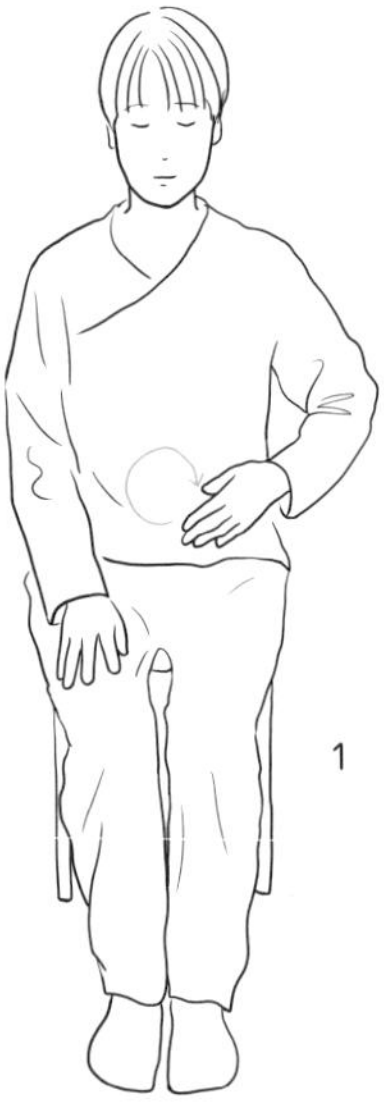

1

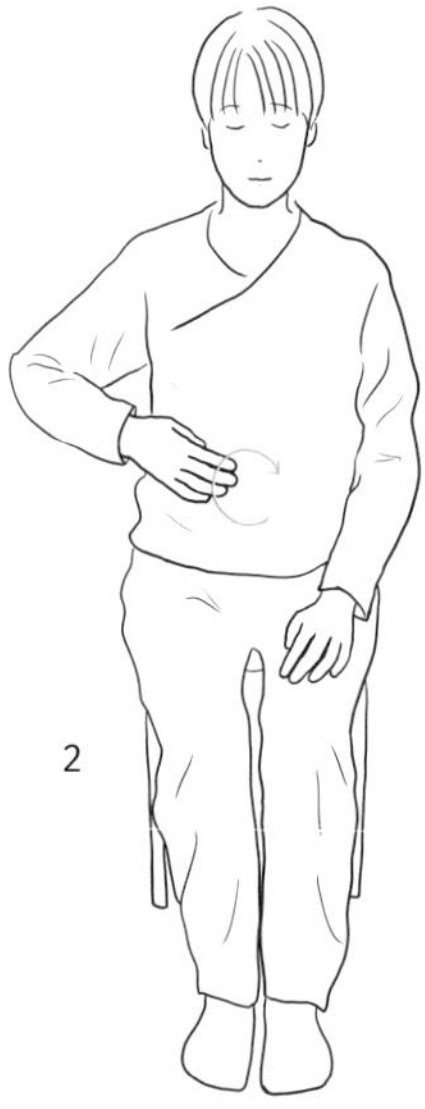

2

で、各々八一回マッサージする。古書に「一擦一兜《いっさついっとう》、左右《さゆう》換手《かんしゅ》、九九之数《きゅうきゅうしすう》、其陽不走《きようふそう》」（一方の手でこすり一方の手で包み、左右手を換え、九九＝八十一を数えれば、その陽は漏れない）とある。

丹田のマッサージは胃腸の蠕動を助けるので消化・吸収を促進し、便秘、腹の張りを解消する効果がある。一擦一兜《いっさついっとう》では精を強め腎を固める作用があるので、上述の症状には一定の治療的意義がある。

膝のマッサージ

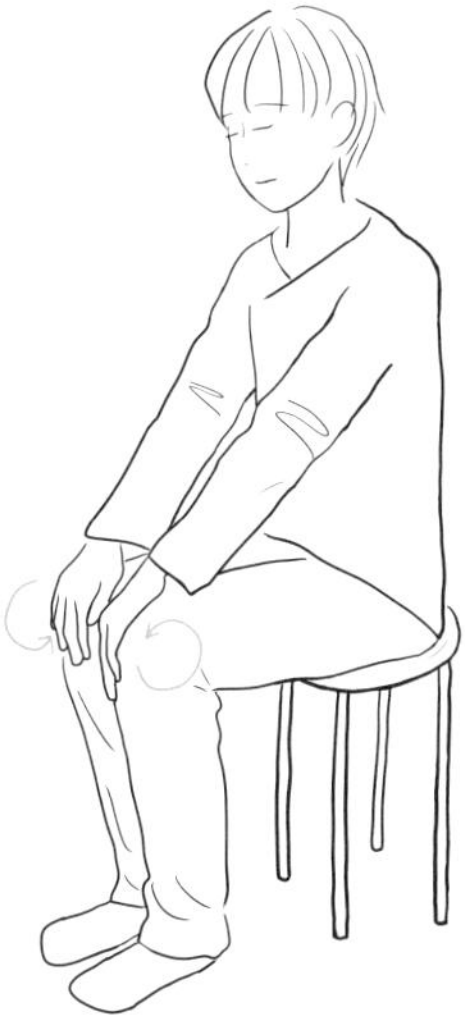

掌で膝関節をぐるぐるとさする。両手同時に一〇〇回（上図）。

これは膝関節の疾患に対して予防・治療効果を持ち、同時に足の力を強めることもできる。

湧泉《ゆうせん》のマッサージ

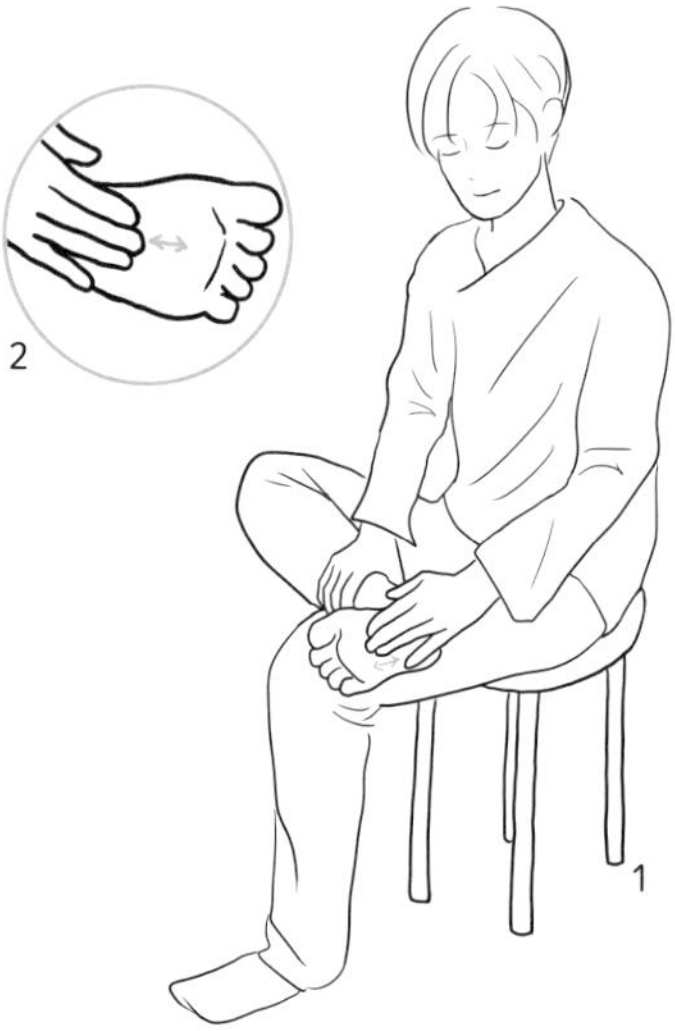

左手の中指で右の足心《そくしん》から湧泉にかけて一〇〇回こする（図1、2）。つぎに右手の中指で左の足心から湧泉にかけて一〇〇回こする。これは心臓の機能に対して調節作用を持つ。またぬまいなどを治療する。

織《しき》布《ぶ》式《しき》

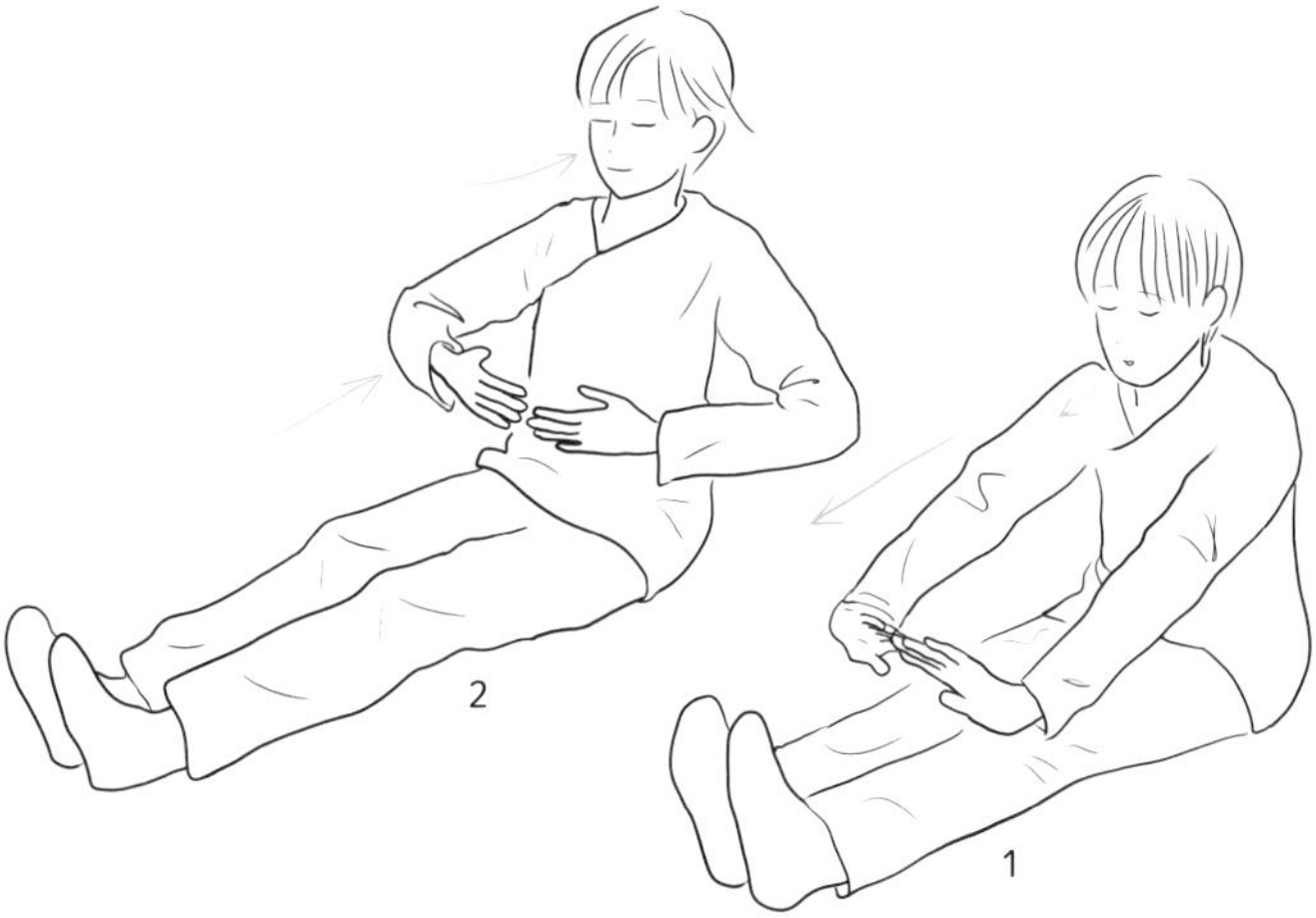

両足を閉じてまっすぐ前に伸ばして座る。足先は上向き、掌は外向きにして、息を吐きながら両手を足の方へ近づけていく。つまり前へ押していくような形となるが、押しきったところから今度は戻ってくる。戻ってくるときには掌を内に向け、息を吸いながらおこなう（図1、2）。往復三〇回。これは全身を動かす動作なので、新陳代謝を高めることができる。とくに腰部の痛みや重だるさに対して治療効果がある。

和帯脈《わたいみゃく》

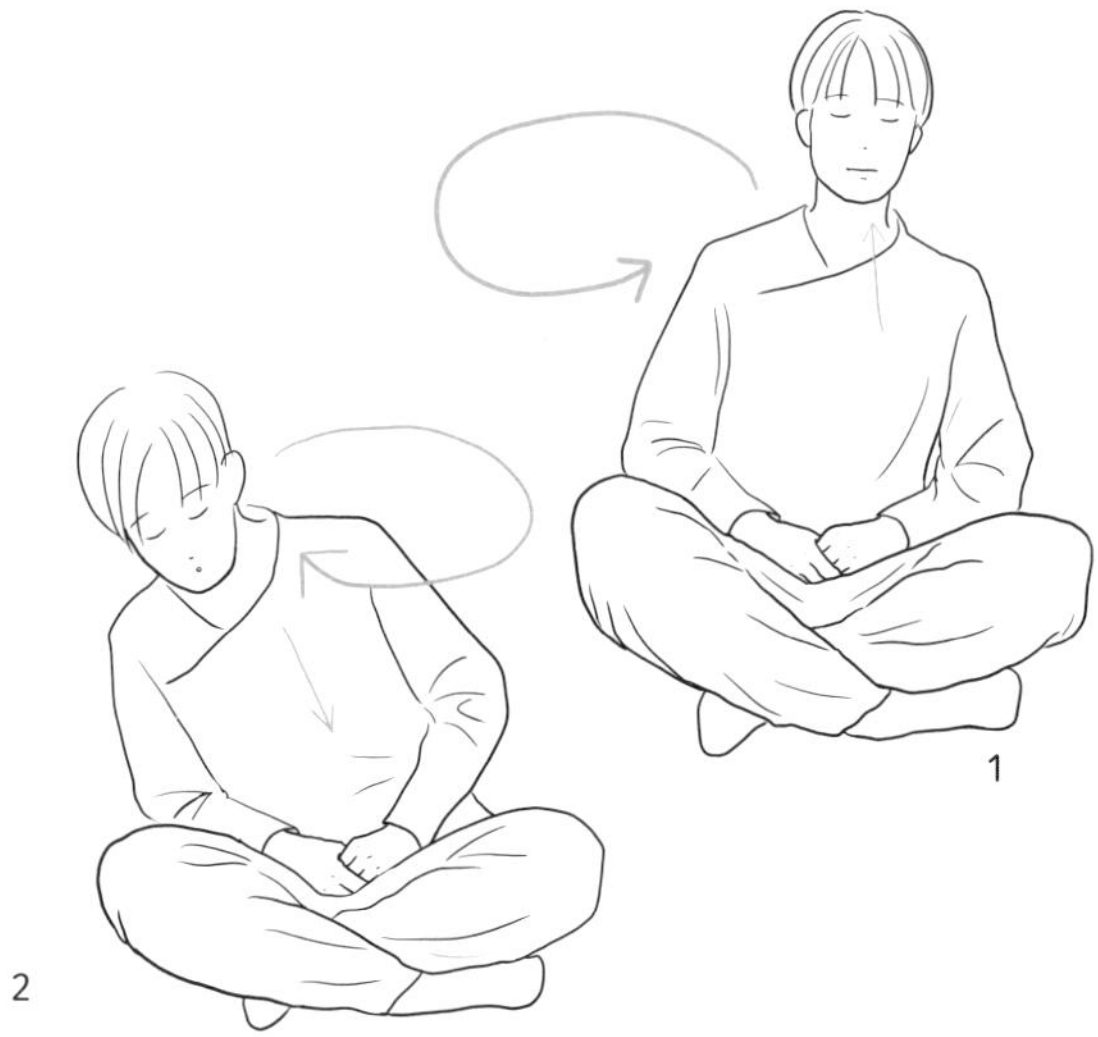

普通のあぐらで座り、両手を腹の前で握り、上半身をまわす。左から右へ一六回、つぎに右から左へ一六回。上体を後ろに反らすときに息を吸い（図1）、前に倒すときに息を吐く（図2）。これは腰・腎を強め、胃腸の活動を高めて消化吸収を助ける作用がある。

4 行歩功《ぎょうほこう》

行歩功は、私たちが臨床上よく用いる動功[*12]の一つで、歩行に合わせて意念（意識の集中）と呼吸の鍛錬をおこなっていくものである。患者は自分の状況に合わせて套路《とうろ》[*13]の全部、もしくは予備式《よびしき》[*14]の後に適当ないくつかを選んでおこなうようにする。

行歩功のはじめにおこなう予備式では、凝神静息《ぎょうしんせいそく》（意識を凝らして静かに呼吸する）、全身放松《ぜんしんほうしょう》（全身をリラックスさせる）、身体直立《しんたいちょくりつ》（体をまっすぐにする）が要求される。

まず両足を自然に肩幅に開く。胸は張らずに力を抜き、頭は左右に傾かないようまっすぐにして顎を引く。おしりは後ろに突き出さないようにする。両目は半眼にして前を見、意識を集中して乱れないようにする。心が静まったら、目で見えるものに注目するのではなく、体を内側から感じたり、心の内部の様子により多く意識を向ける。そして両目で自分の鼻先を見るか、あるい

＊12 動功：体の具体的な動きを伴う気功法。これに対し体の動きを伴わずに、もっぱら呼吸と意念（意識の集中）を鍛錬する気功法を静功という。

＊13 套路：中国武術や気功における一連の動作、手順、やり方。

＊14 予備式：行歩功の導入でおこなうもの。いわゆる準備。ここでは姿勢を正し、呼吸を調え、心を落ち着かせることを意味している。

は軽く目を閉じて心の眼で丹田〔下腹〕を見るようにする。舌先は上顎に軽くつけ〔力は入れない〕、唇は軽く閉じるか、わずかに開いて上下の歯は軽く合わせる〔嚙みしめるのではない〕。両手は自然に下に垂らし、呼吸は自然におこなう（下図）。

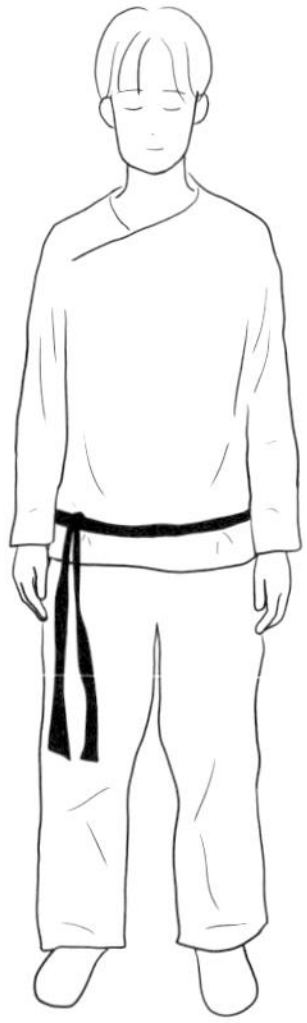

はじめに丹田に意識を集中する。つぎに意識を丹田から肩へ移動させ、さらに上肢、両手へ移動させる。それから両手を図のように外に向けて円を描くように上げていき、頭の高さまで上げたら、今度は両手を交差させて腹の前まで下ろす（左図）。これを八〜二〇回。手を上げるときに息を吸い、下ろすときに息を吐く。この動作が終わってから両手を再び下腹の前で交差させ、今度は逆向きに上、外、下へと円を描くようにまわす。手を上げるときに息を吸い、下に下ろすときに息を吐く。これを八〜二〇回（図4→3→2→1の順）。

吐故納新《とこのうしん》

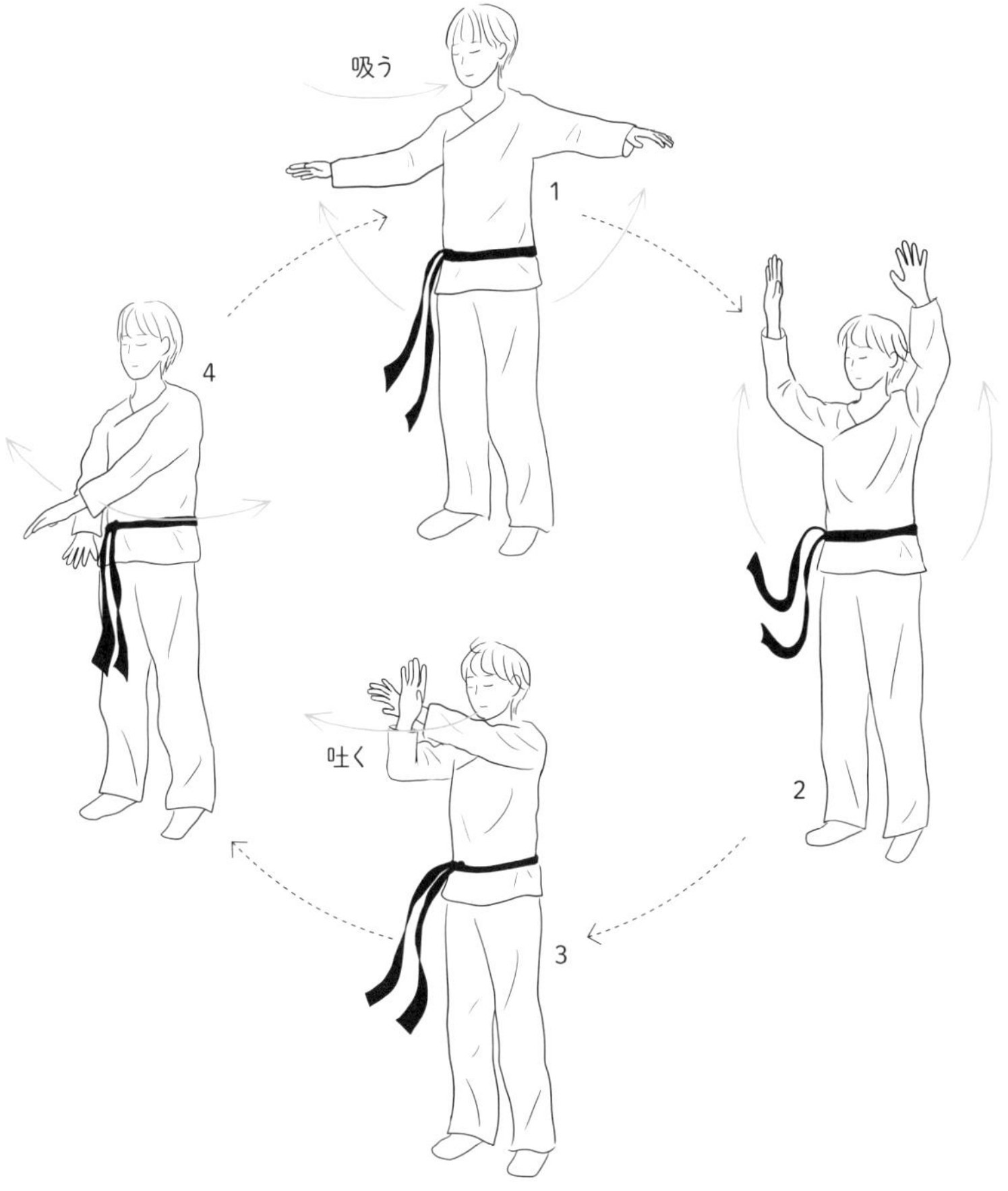

定歩叩丹田《ていほこうたんでん》

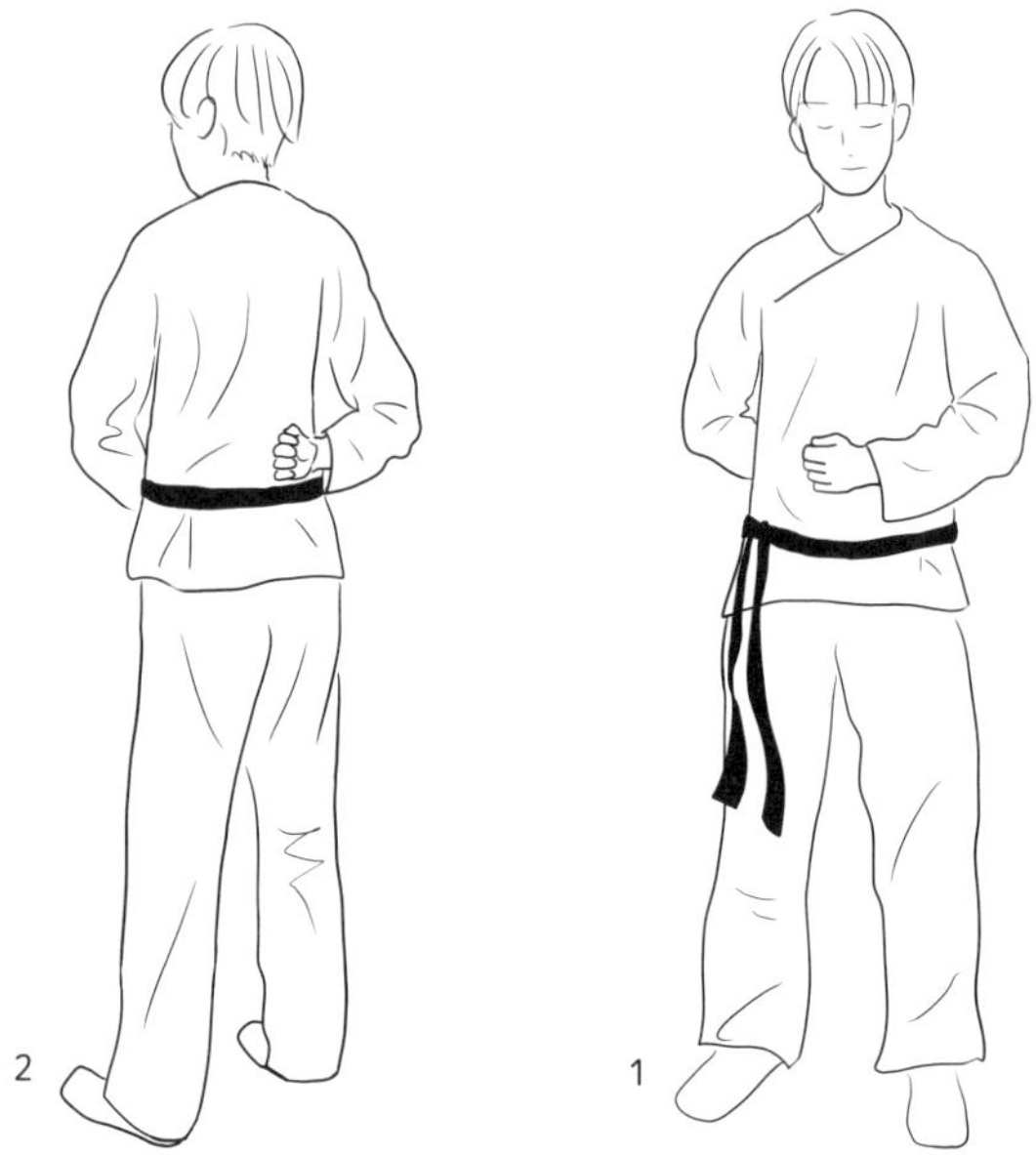

両手は軽く握った状態にし、左の拳心で丹田を打ち、右の拳背で命門（腰）を打つ。つぎに右の拳心で丹田を打ち、左の拳背で命門を打つ。呼吸は左右の手を振って体を打つのに合わせ、腰もその動きに合わせてまわす。体を叩くときは軽く自然におこない、呼吸に合わせておこなうようにする。一〇～三〇回（図1、2）。

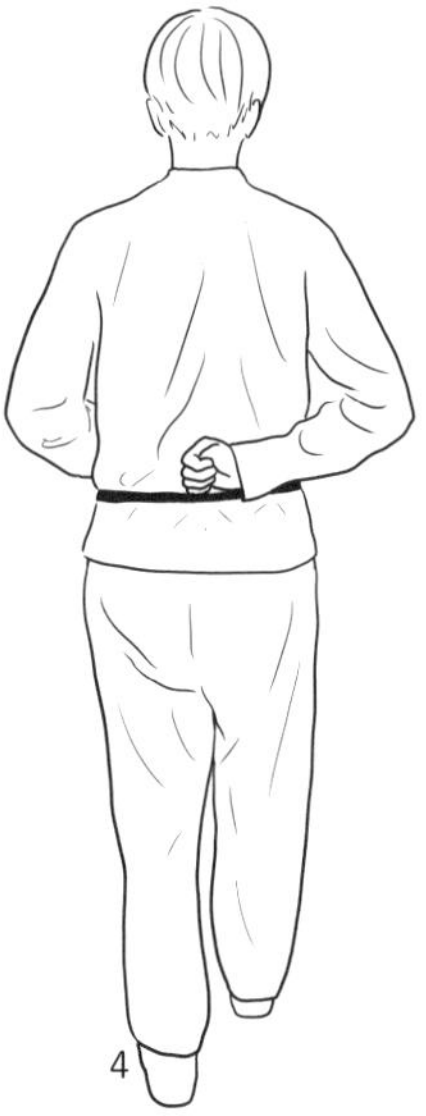

4

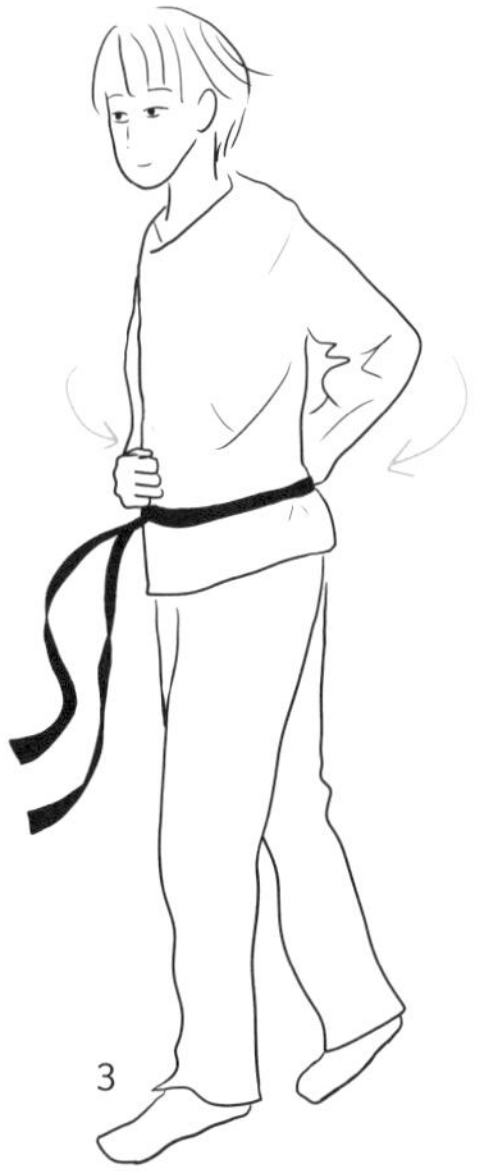

3

　これをある程度の期間、練習すると体質は改善され、腰部・手の可動域が大きくなり、脊柱および腰の筋肉の活動性も高まる。十分慣れれば一歩歩いては一回叩くという具合にゆっくりと歩きながらおこなうこともできる。これは五～一〇分おこなえばよい（図3、4）。

看《かん》手《しゅ》式《しき》

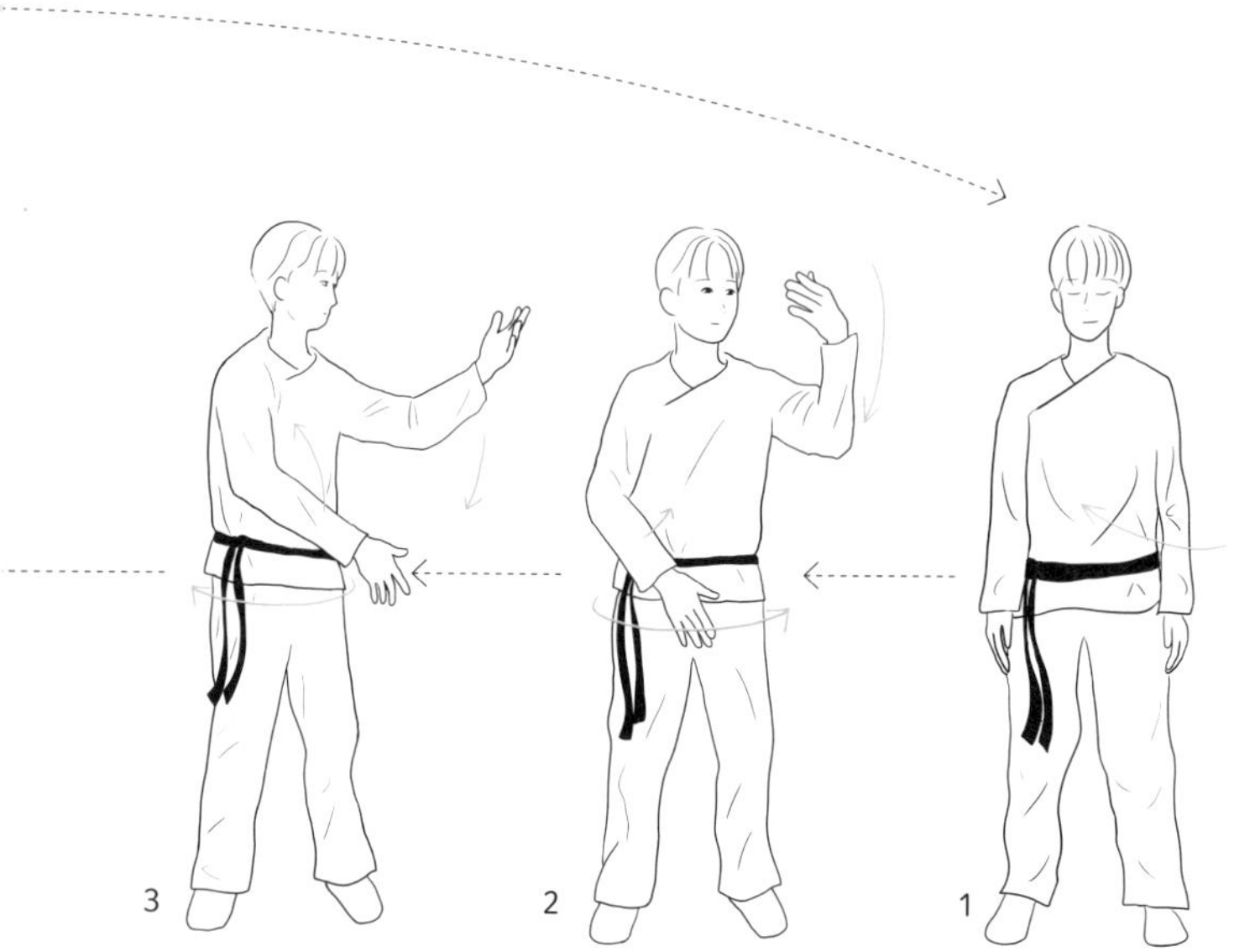

はじめに丹田に意識を集中し、そこから左肩、左腕、左手と意識を移動させて、そこにしばらく意識を集中する。つぎに左手の掌を内に向け、下から上、左、そしてまた下へと円を描くように動かす。左手が下に下りてくるとき今度は右手を上げ、上、右、下と円を描くように動かす。両手は一方の手が上がれば他方

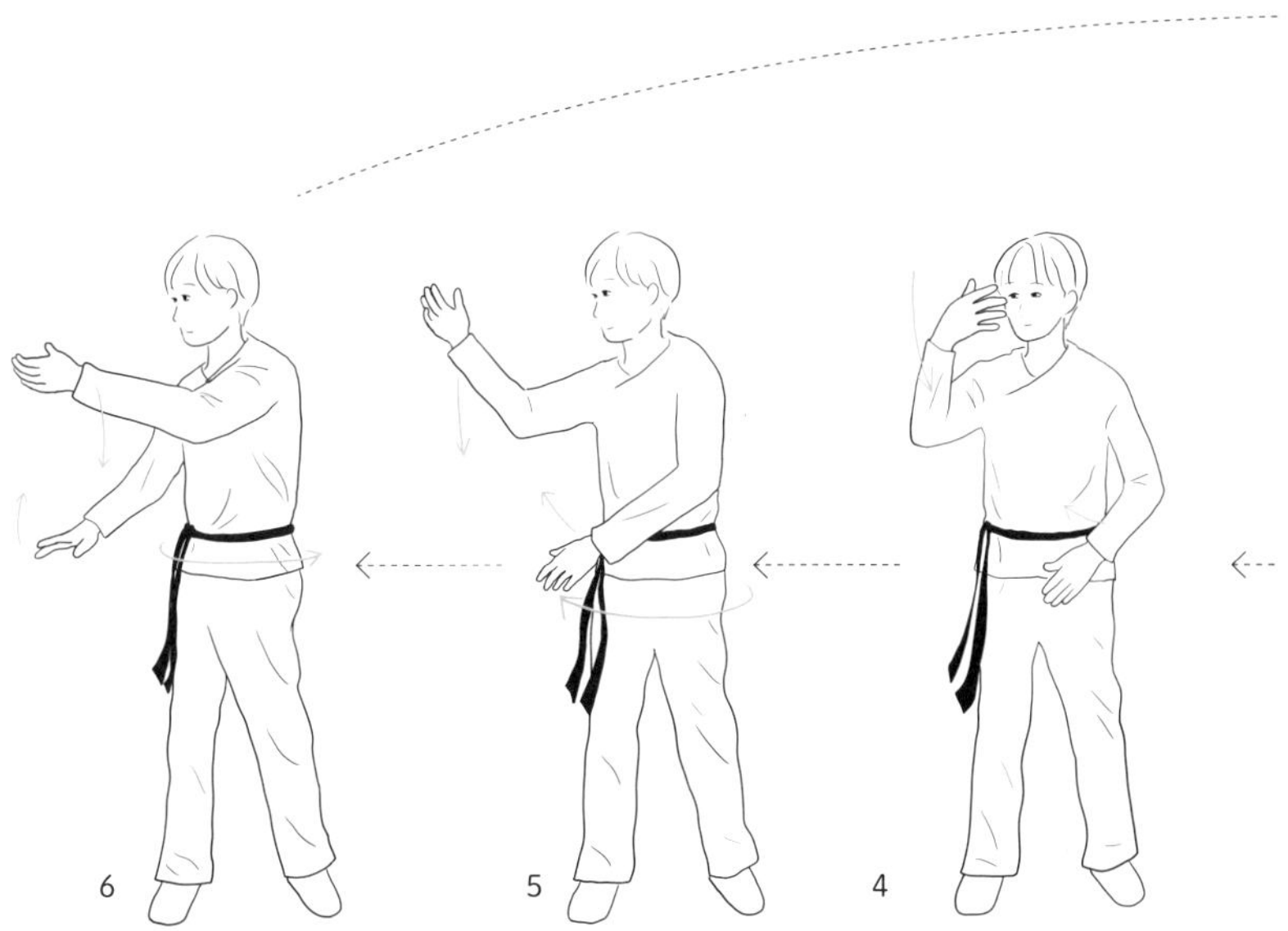

の手は下がるという具合になるが、同時に腰もこの動きに合わせて左右に回転させる。目は上の方の手の動きに合わせる。腰（上体）を、どちらか一方へ一杯まで回したときに、上下の手が入れ替わる。このときに息を吐く。さらに腰（上体）を反対方向に回転させていき、このときに息を吸う。一〇〜二〇回（上図）。

行歩桩《ぎょうほとう》

意識を集中して立つ（図1）。両手は拳を握り、両脚はわずかに曲げて重心を下に下ろし、そこから体重を右足に移す（図2）。吸う息に合わせてまず気を足まで降ろしてから左足を軽く持ち上げ、つま先だけがわずかに地面につくようにかかとを浮かせる（図3）。気が十分に下に降りたら左足を左前方に一歩踏み出して足先を地面につけ、同時に両手を開いて前方へ押し出す。掌は前向き、左手は右手よりも高く両肘は曲げてわずかに彎曲するようにし、目は左手を見る（図4）。足を一歩踏み出すときは吐く息に合わせておこない、肩の力を完全に抜いて自然に気持ちよくおこなう。体重は七割を後ろ足に、三割を前足におく。

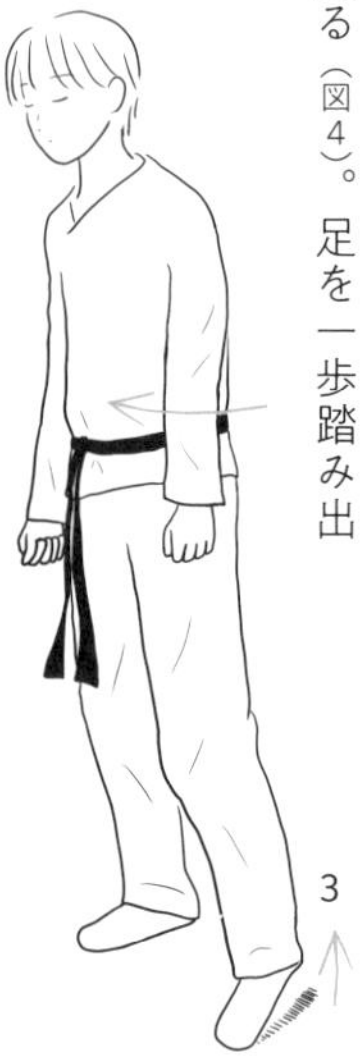

3

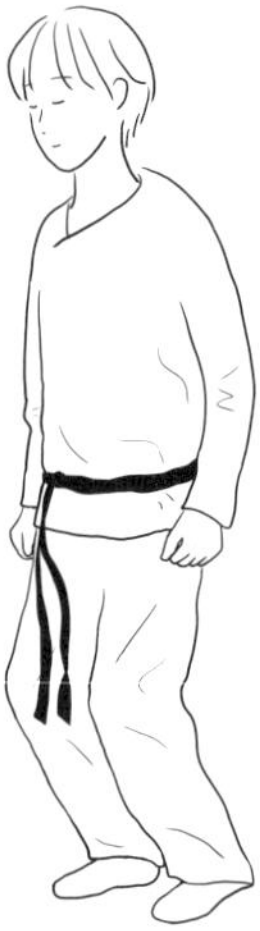

2

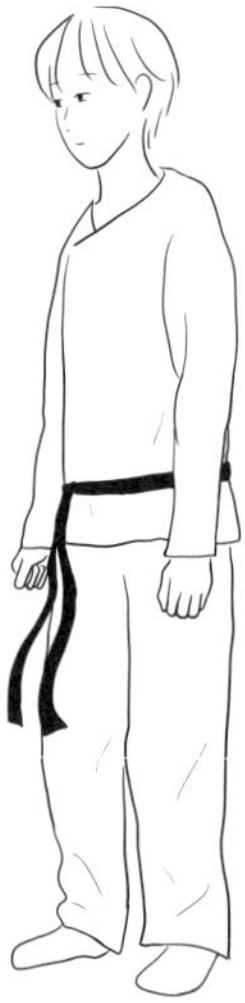

1

左足を一歩出したら、今度はかかとをつけ、両手を下に下ろして腹の前へおく（図5）。息を吸いながら体重を左足に移し、徐々に左足を曲げながら右足のかかとを浮かせ、同時に両手を拳に変える。(図6)しっかりと重心を安定させて立った後、右足の足先を一歩踏み出し、両拳を開きながら吐く息に合わせて右前方へ押し出す(図7)。右手は左手よりも高くし、体重の七割を左足、三割を右足にかけ、目は右手を見る。このように繰り返しながら前へ進んでいく。まっすぐに進んでもよいし、円を描くように進んでもよい。初めはゆっくりとおこない、

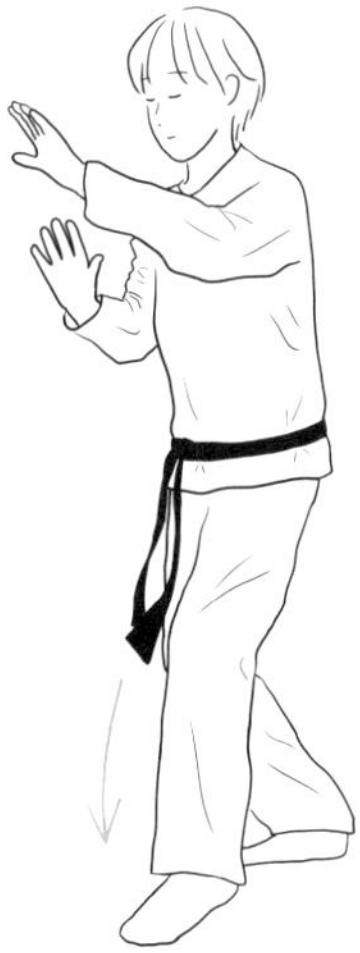

4

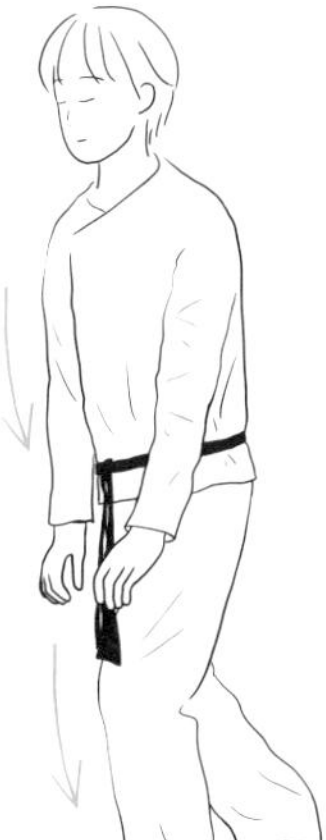

5

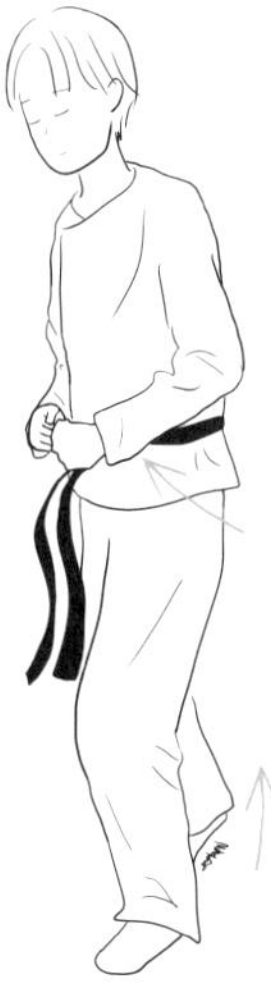

6

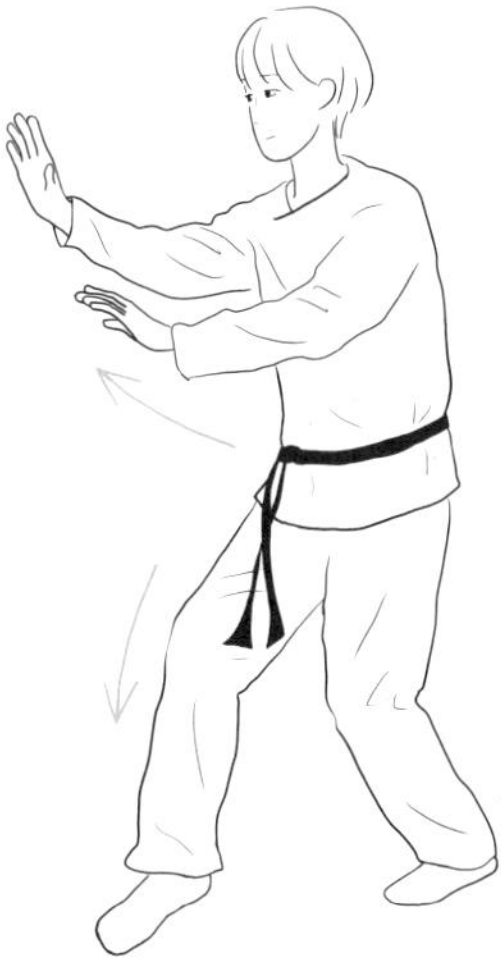

7

リズムをはっきりとさせ呼吸もそれに合わせるようにする。一回の練習は五～三〇分。毎日二～四回。

平衡調整（バランス）

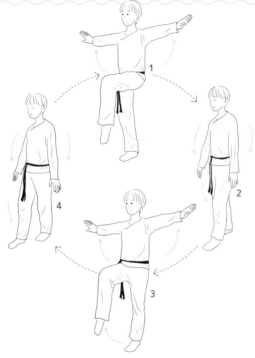

両腕を横に地面に水平に上げながら、同時に左の足を太腿が地面と平行になるように持ち上げる。足先は下向きで金鶏独立《きんけいどくりつ》*15に似た形となる（図1）。両腕・左足を上げるときに息を吸い、しばらく息を止め、つぎに息を吐きながら手、足を下ろす。続いて同じように両腕、右足を持ち上げる（図3）。動かずにその場で何度かおこなった後、今度は歩きながらおこなってもよい。初めはゆっくりと、一歩一歩前に進んでいく。足を持ち上げるときに息を吸い、足を下ろすときに吐く。手の動きはその場でおこなう場合と同じ。歩くときは、まっすぐに進んでもよいし円を描くように進んでもよい。

足踢長強《そくてきちょうきょう》（足で長強のツボを蹴る）

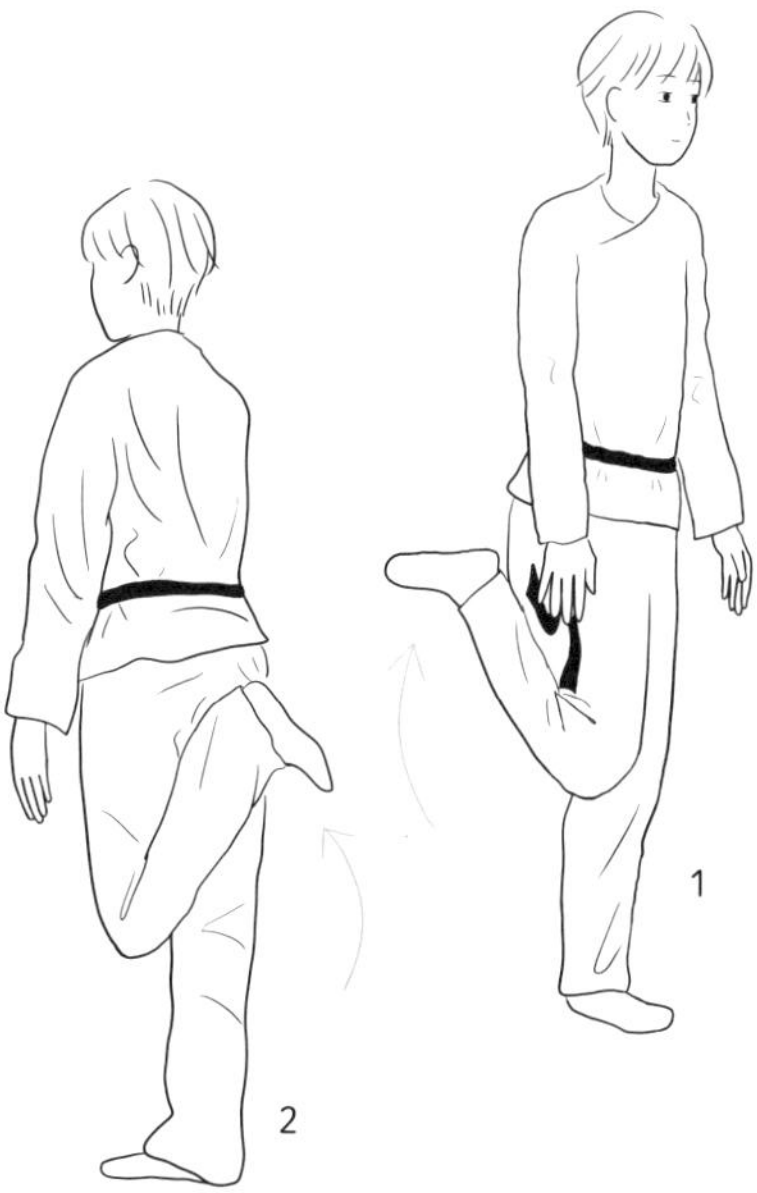

まず両目でまっすぐ前を見、自然に呼吸をし、意識を丹田に固定する。左足を一歩前に踏み出して右足を後ろに蹴り上げる（図1）。このとき力を入れて蹴り上げ、右足のかかとがちょうど右の臀部に当たるようにする。それから今度は右足を一歩前に出して左足を後ろに蹴り上げる（図2）。このときも力を入れて左足のかかとが左の臀部に当たるようにする。これを何日かおこなうと、かかとが尾骨の先端にある長強のツボにちょうど当たるようになり、しかも当たったときにポンという音が聞こえるくらいになる。一回の練習に、五〇～一〇〇歩、毎日二～四回。

平《へい》揉《じゅう》太《たい》極《きょく》圏《けん》

まず意識を集中して気を丹田から手に導き、両手をゆっくりと臍（神闕穴《しんけつけつ》）の高さにまで持ち上げる。掌は下向きに、虎口《ここう》*16が相対して円（太極圏）を形作る（両手の人差し指と親指で円を作るようにする。図2）。肩をゆるめて肘を落とし、肩、肘、手首が半円形となるようにする。股関節をゆるめ、おしりを後ろに突き出さないようにして、両膝を少し曲げる（図1）。

　両手を地面と平行にしたまま左前方から正面、右前方へと柔らかく円を描くようにまわす（図3、4、5、6、7）。両手が左前方へ動いているときに、体重を左足に移し、右足を右横へ一歩踏み出す（図4）。両手が右前方へ動いているときに左足を右に寄せてくる（図

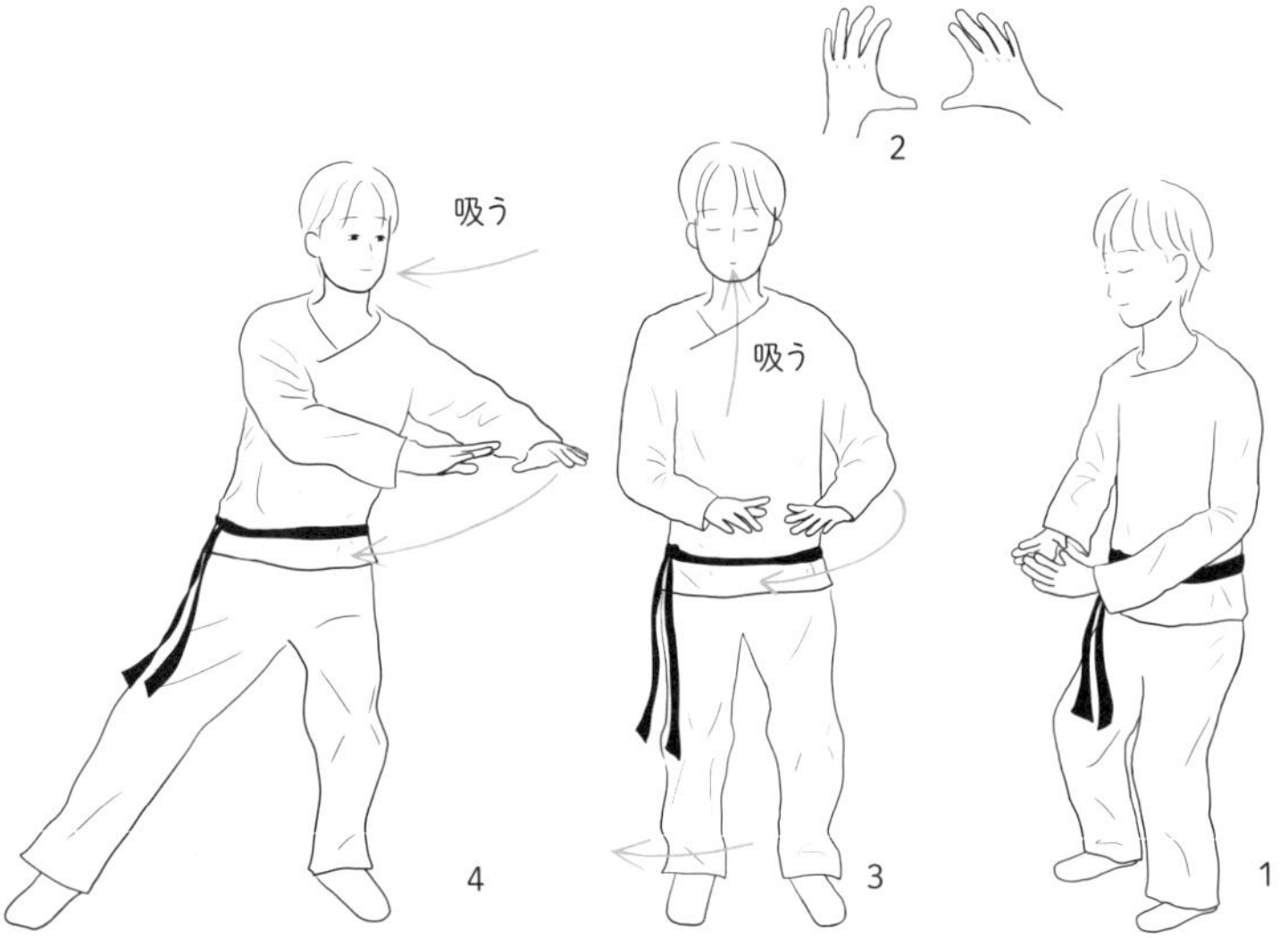

5、6)。このように二〇回おこなった後、反対の方向へ二〇回おこなう。ゆっくりと動作をおこなうことが大切である。

右方向に進むとき呼吸は両手が左前方から正面に至るまでは吸い、円を描きながら、正面から右前方、腹の前までは吐く。吸うときには吸った息が丹田にまで至るようにし、下腹に充実感を感じるようにする。吐くときは下腹を十分に引っ込ませるようにするのがよい。呼吸は深く長く、動作は軽く柔らかく。動くときには全身を動かし、ひとたび止まれば体全体が止まるように心がけて、動中に静を求め、静中に動を求めるようにする。

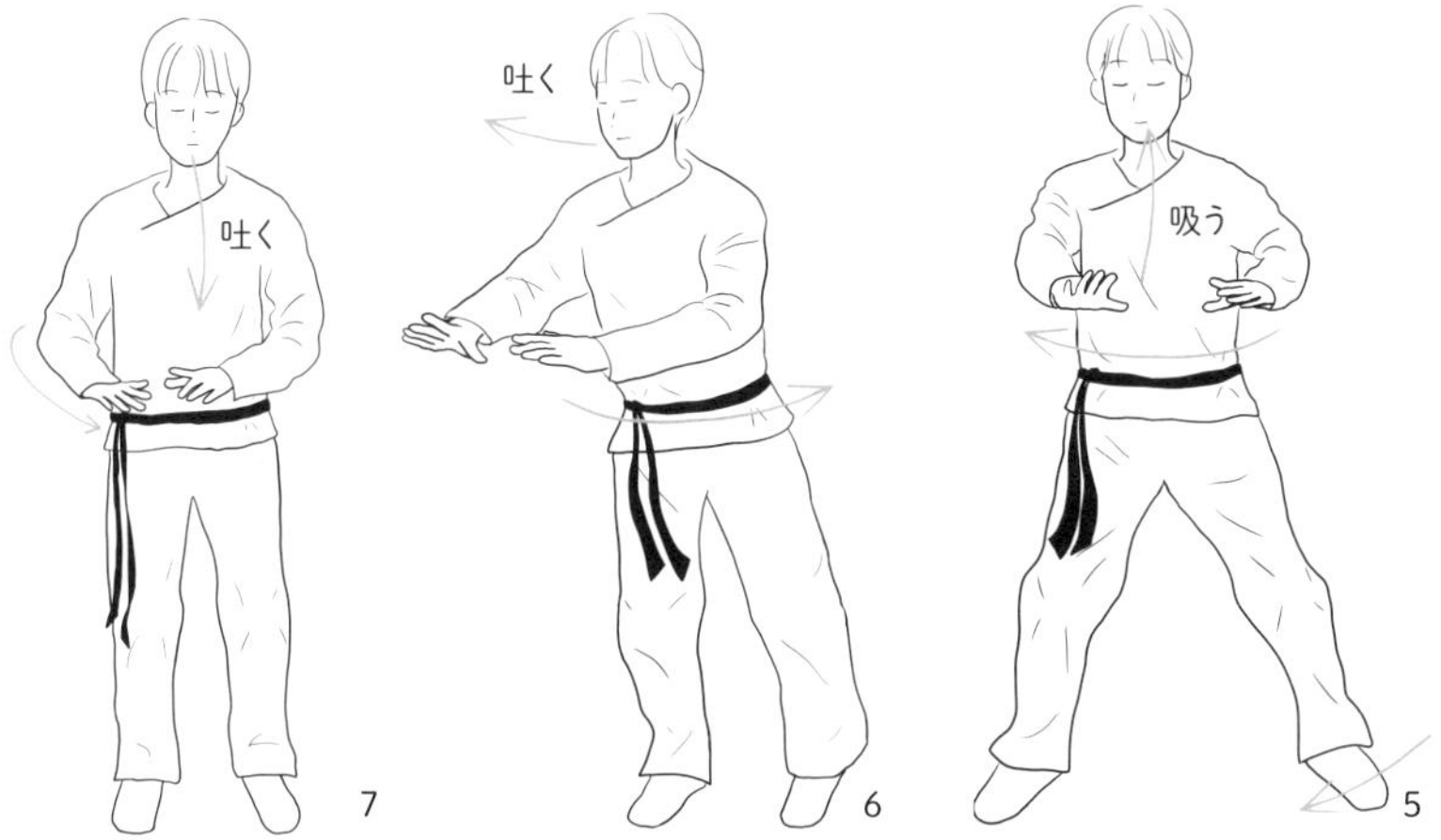

＊15　**金鶏独立**：太極拳中の動作の名称。右手右足または左手左足を同時に上げる動作。

＊16　**虎口**：指を広げたときに親指と人差し指が形作る部分。虎の口に似ているところからこの名がある。

第3章 気功療法の特徴・要領

1 気功療法の特徴

自己療法

薬物療法、鍼灸、按摩、理学療法、外科手術、放射線療法等は、みな患者を受け身の立場におき、薬の作用や医療機器の効果、あるいはメスによって疾病を治療しようというものである。一方、気功療法はこれらの治療方法とは全く異なる。それは患者が一定のやり方とコツを把握し、みずからの鍛錬でしだいに効果を獲得していきながら、疾病を克服して健康を勝ち取るというものだからである。このような能動的な方法ゆえに、本人がまじめに一生懸命練習することからしか効果が得られないものであり、誰も代わりにおこなうことはできない。つまり自己療法なのである。

この自己療法は、簡単で誰でも習得できるものだが、まず気功療法に十分な信頼をおくことが必要で、そうでなければ長続きはしない。

そのため、おこなうにあたっては気功療法の効果を十分に発揮できるよう、気功の治療メカニズム、その特有な効果等の概要を患者に理解させ、信頼を確立することが是非とも必要である。とくに慢性病の患者では、長い間の病の苦しさによる消耗で、体力も衰え、精神的にも落ち込んでいる場合が多いので、病気を克服するという信念を持たせることが、ことのほか重要になってくる。

気功療法は自己療法であるがゆえに、個人の積極性というものと密接に関係する。患者自身が積極的、主体的に、努力・鍛錬を続けて、初めて効果は得られるのである。

全体療法（全身的効果）

長年の臨床結果が証明するように、気功療法は頭痛であれば頭を治療し、足が痛ければ足を治療するといった治療方法ではなく、精（肉体機能）・気（エネルギー）・神（精神活動）の総合的な鍛錬を通して中枢神経系を調え、体の抵抗力と適応力を増強しようというものである。したがって、気功療法の作用は全身的効果から出発して、さまざまな疾病に作用を及ぼすものである。

私たちの観察によると、一つの慢性病を治療していると、その他の疾病もそれに伴って症状が軽減したり、治癒したりすることがしばしばある。たとえば、十二指腸潰瘍を主体に治療していると、合併症である胃下垂やノイローゼにも相当の好転が見られたり、あるいは治癒したりする。なかには不妊症までも気功の実践によって治癒し、出産した女性や、ある疾患を治療するために気功を実践していると、脂肪瘤[1]が完全に自然消滅してしまったという人の例もある。

このように気功療法は、ある一器官に対して治療を進めていくというような単純なものでは決してなく、生体の全体的機能を調節して疾病状態から抜け出し、しだいに健康に向かわせるものなのである。

では、気功によってすべての病気が治せるのだろうか？　もちろんそうではない。なぜなら、すべての治療方法には適応する症状があるからである。しかし、気功療法が治せる疾病の種類は非常に広範囲であるということは確信が持てる。

二〇年以上にもわたる臨床結果が証明するように、一〇〇種類もの疾病に対し、程度の差こそあれ、治療効果は見られる。このことから気功療法に全体治療（全身的効果）としての作用があることは疑いえない。

また日頃から気功鍛錬を続けている人とそうでない人の健康状況には非常に大きな差がある。以前は体が弱く病気がちであった人が、気功を継続しておこなうことにより、体の健康のみならず精神的にも充実し、仕事に励めているという例が少なくない。

体の潜在能力

内功[2]の法では、外静内動、すなわち体は動かさず、呼吸と意識活動に専念することをしっかり把握することが必要である。外静とは、体全体を自然にリラックスさせ、呼吸は静かに自然におこなうことであり、内動で求められるのは、意念（意識が集中する場所、焦点）を一定の順序に従って活動させることである。また、内動では腹式呼吸を多く用いるため、横隔膜の上下動が大きくなり、胃腸、肝、脾などの臓器にマッサージ作用を及ぼす。その結果、それら臓器の活動が活発になり、消化吸収能力を高めることになる。このように動と静をバランスよく兼ねるということが、体の働きを調節する上で非常に有効である。

動と静のバランスをとるということには、もう一つ別の意味もある。それは、ただ意識活動中心の気功ばかりをおこなうだけでは不十分で、同時に必ず体を動かす気功（太極拳や八段錦《はちだんきん》）と組み合わせなければならないということである。つまり、健康増進効果を高めるには、動功と静功をともにバランスよくおこなうことが重要なのである。

周知のごとく、人体それ自身に潜む潜在能力・自己調整能力というのは、どのような公式や定理をもってしても推測することはできないのだが、気功はこのように動・静による総合的な調整を通して、身体の潜在能力を引き出し、治療・強身《きょうしん》（体全体の機能強化）をはかることができると考えられる。

現在明らかにされている体の潜在能力は、身体組織の代謝、身体機能の代償、傷害における回

＊1 脂肪瘤：粉瘤《ふんりゅう》か脂肪腫のことと考えられる。
＊2 内功：静功のこと。呼吸、意念等、体の内面をもっぱら鍛錬するのでこう呼ばれる。

復と再生、生体免疫、細胞貪食などである。気功療法は、こうしたレベルにおける人体の持つ微妙な機能を強化し、十分に働かせることで、疾病の除去や長寿に大きな効果をもたらすのである。

精神誘導（自己暗示）

気功療法は以前、暗示療法とも呼ばれていた。こうした呼び方は、「気功」というものを十分に言い表わすものではないが、実際の治療効果という観点に立てば、自己暗示は非常に重要な要素と言える。

たとえば気功の際、十分に暗示をおこなえば往々にして明らかな効果が得られるし、自己暗示によって姿勢をもっと自然にリラックスさせることができたり、呼吸をしだいに深くして、深くて長い腹式呼吸ができるようになったりする。

また言葉による暗示、たとえば自分の頭のなかで「自己静（私は静か）」や「自己静坐身体能健康（私は静かに座って、体は健康になる）」と念じると、気持ちを集中して雑念を排除し、心の活動を鎮静化させやすい。このように暗示が体の機能回復促進に果たす役割は大きいものである。

2 気功療法の心得

リラックス、自然に

気功において「自然」や「松静（リラックスにして安静）」という要求は、一見非常に簡単なようだが、実際やってみるとなかなかうまくいかないものである。

気功というのは、ただ外面的な形だけでなく、姿勢（形）・呼吸（気）・意識（意）という三つに関して、それぞれの要求を満たしながらおこなうものであり、しかもそれらを自然におこなうのが原則である。

加えて、呼吸、姿勢、意守（意識の集中）のそれぞれを、力んだり、無理したりすることなく、いつも自然さを心がけることが大切である。

姿勢に関しては、座っても寝ても立っても歩いても、すべて自然な伸びやかさが現われるように心がけ、それさえ踏まえていれば、あとはあまり小さなことには拘泥《こうでい》しないようにする。初めのうちは不自然な姿勢かもしれないが、ある程度時間が経てばしだいに自然にできるようになってくるものである。

呼吸も同じようなもので、逆腹式呼吸にしても腹式呼吸にしても、みな無理して力を入れてはいけない。徐々に練習を重ね、あくまでも自然に従っていれば、しだいに自然な呼吸ができるようになる。

意識の集中に関しては、とくに自然ということが大切で、集中しすぎるのはよくない。「集中しているようで集中していない、けれども意識はそこにかすかにあるように」とよく言われるように、意識は集中しなければいけないが、必死に集中するのではない、というのが意識の集中の自然さで、この点をマスターする必要がある。

気功における「松静」という要求は、実際には「放松」＝リラックス、「静」＝入静の二つの内容を持つ。つまり、全身の放松（リラックス）が入静（心と体の活動レベルが下がった状態）を促進させ、入静の後では全身は必ず放松するという具合に互いに補い合う関係にある。

ここでいう放松＝リラックスは二つの面から理解することができる。

一つは、必要な筋肉の緊張は最低限で維持しながら、その他の筋肉の緊張はすべてゆるめることが大切である。横になっておこなうと全身の放松は比較的容易に実現できるが、それでも横になったあと、全身を何度かわずかにゆすって快適な姿勢でおこなうことが必要である。立っておこなうやり方や、坐っておこなうやり方では、一定の筋肉は必ず緊張した状態となる。

放松のもう一つの面は意識の放松で、心をリラックスさせることである。全身の筋肉の緊張をゆるめるとともに、体全体をリラックスさせ、快適な感覚が生まれるようにする。また意守呼吸法や意守丹田法（呼吸や丹田に意識を集中する）では、意識を集中させすぎないように注意して、できるだけ緊張を除き、心・意識のリラックスをはかるようにする（この場合、意識を丹田に集中すること以上に、脳波を下げていくことが大切である）。

松静の「静」は音のない静かな状態に対しての言葉で、呼吸の面では息の出入りに音を出さないようにして悠々自適な感じを体感すること[*3]であり、意識の上では集中により雑念を排して、入静に達するという意味を持つ。

この松静自然（心と体がリラックスし、呼吸音もなく、心も静かな状態で、すべてに無理なく自然）という要求を正しく満たしたならば、気功のすばらしい効果を早く得ることになる。ところが、この要求をうまく満たすことができなければ、往々にして心や体の不調を招いてしまう。したがって、松静は練功（気功の練習）における重要なポイントなのである。

意と気について

気功で「気」という場合は主として真気〔元気〕、つまり生命エネルギーを指すが、練気（気を

---

*3 息の出入りで音を出さないということは呼吸が長くなることであり、その結果、脳波が下がっていき、悠々自適の境地になるということ。

練ること、生命エネルギーの量を増やし、その働きを活発にすること）のはじめは、まず呼吸法の練習から着手する。呼吸のやり方は功法により異なるが、どのような功法においても、悠（力むことがない）、均（なめらかに）、細く、長く、ゆったり、ということに注意しなければならない。功法に習熟してくると呼吸は自然に長くなり、一分間に二～三回という具合にゆっくりとした腹式呼吸になる。しかし呼吸の練習は必ず「浅から深、速から遅」と徐々に習得していくべきで、短期間で深く、長い完全な呼吸をおこなおうとしてはならない。最初は自己暗示をうまく使い、練習を重ねる。慣れてくると、自然でしかも規則正しい呼吸ができるようになる。

いわゆる意識の訓練というのは、第一に雑念を排し脳波を下げて、α波やθ波に達すること、第二に意識を丹田に集中することによって体全体にさらに深い変化を生じさせることである。気功を始めたばかりの人は、急いで雑念を排除したいと思うものだが、これは非常に困難なことである。必ず一定期間練習して初めて、雑念は徐々に減少し、入静（脳波を下げていくこと）に必要な状態に達することができるのである。

丹田に意識を集中する練習は、気功における重要な練習の一つであり、同時に気功の難点と妙味のあるところでもある。つまりそれは雑念を排して集中を持続することの難しさであり、心の安定、生命エネルギーの充実、脳波の低下によって得られる境地というのがその妙味である。

これがうまくできるようになれば気功の効果は早く得られ、そうでなければ効果は遅いが、一生懸命練習すれば雑念は自然に減少するものである。「恬惔虚無なれば真気之に従う」と『素問』にあるように、丹田に意識を集中することで雑念を排除し、生命エネルギーの量を増やし、その働きを活発にする。これこそが呼吸訓練・意識の操作（丹田への集中）の真の目的である。

実際の練功において、どのように呼吸訓練と意識の操作を結び合わせるかであるが、初めは呼吸を鍛錬すると同時に意識も呼吸に集中し（意守呼吸）、呼吸法の練習が早くうまくできるようにする。つぎに呼吸が深く、長く均等になった段階で、腹部が呼吸に従って上下するのに注意する。そして呼吸法の練習に十分に慣れ、うまくなった段階では特別呼吸に注意しなくても自然に気は丹田に充実するようになる。この段階ではただ単純に意識を丹田に集めるだけでもよい。このように呼吸を練習し、意識の操作を行っていくと両者は密接につながって意識と呼吸の一体化が実現でき、生命エネルギーが充実して治療・健康増進が達成できるのである。

感情のバランス

感情というのは、内外[*4]の事物が体に作用した後の一種の精神的反応のことである。感情のアンバランス、とくに気分の落ち込みというのは健康人でもよくあることだが、病人の健康回復にとっては大きな障害となる。

＊4 内外：内→心配、後悔、期待等々。外→天候、災害、人間関係、毀《き》誉《よ》褒《ほう》貶《へん》等々。

かつてある国で観察されたことであるが、戦争時、部隊が進撃し連戦連勝のときは負傷兵の傷口の癒合は比較的早く、反対に部隊が退却したり、あるいは不利な場合には比較的遅かった。このことから感情の起伏が疾病の回復に確実に影響することがわかるだろう。

私たちは、しばしば感情のアンバランスが、多くの疾病に至った原因であるのを見る。たとえばヒステリー、高血圧、潰瘍病など、こうした病気の患者の多くは、「トラウマ」「心的外傷」や感情のアンバランスという過去を持っている。

臨床経験から言えることは、極端な感情に走るのではなく心を安定した状態にするのは、慢性病の人にとっては非常に困難だということである。長期間にわたって、病の苦痛が身にまとわりついているので、それを一気に回復させることが難しいからであり、とくに病状が悪化したときなどは、すぐに感情が波立ち、落ち込んだり、焦ったりする。

したがって病人の心に対する働きかけは十分にうまくおこなうようにし、疾病に対してポジティブで楽観的な態度を持たせ、極端な感情が湧き上がらないようにしなければならない。

思いと感情は健康や病気に深く関与しているので、気功療法では、まず感情のバランスをとり、気持ちを前向きに保つことを強調する。こうして初めて健康を促進し、病気を治すことができ、また練功後にはいつも快適ですっきりした感じを生むことができるのである。

焦らないこと

気功を始めたばかりの初歩の段階では焦って成功を求めたり、効果をみだりに求めたりしてはならない。効果というものは、練功の進行程度に従って徐々に現われてくるものである。たとえ気功法があまり複雑でないとしても、しっかりとそれを習得するには、やはり一定時間の練習が必要となる。たとえば、内養功を例にとろう。

最初はまず姿勢に慣れ、深呼吸を練習する。そして深呼吸が比較的うまくできるようになったら、今度は呼吸を一時止めることをつけ加える。それがうまくできるようになってから、今度は字句の黙念（言葉を心の中で唱えること）を加える。つぎに舌を上顎につけるというのを加え、これらの動作がすべてうまくできるようになってから意識を丹田に集中する、という具合に一歩一歩、習得していくのがよい。気功の効果というものは、これらの方法に習熟した上で、初めて徐々に得られてくるもので、すべて小さいものから始まって大きなものに至るのである。

しかし、一人一人の体質、病状と気功の習熟度はそれぞれ異なるので、得られる効果が出るまでの早さも当然千差万別である。何日かやっただけで病状が好転し、体質が増強したと感じる人もいるだろうし、一カ月かけて、やっと少しだけ改善されたと感じる人もいるだろう。短期間の練習で効果が得られるというのは当然よいことだが、効果の現われが遅い場合は、その原因を探して適宜改め、気功が効くと信じて続けなければならない。気功の練習は、初めのうちは何の効果も感じないものだが、いったん効果が感じられたときには、実際にはその効果はすでに相当程度のものに達している。気功をする者は、このことを頭において、練習するといいだろう。

適当に休養を取る

気功においての「練養相兼」とは、練功と合理的な休養をともに重視するということである。ただ練功するばかりで合理的な休養を取ることに注意しなければ、疾病に打ち勝つための気功が逆に障害となる。したがって、両者は必ず密接に結び合わせるようにしなければならない。合理的な休養というのは、すなわち適当な休息、生活の規律、楽観的な心持ち、飲食の節制、適度な運動などを指す。合理的な休養は気功をおこなう治療期間にあって、あるいは一生にわたって常に意識しておくべきことで、しばしば疾病の克服、健康を約束するものである。

毎回の気功でも、練習と休養をバランスよく取ることは徹底させるべきで、たとえば内養功あるいは強壮功をおこなうときは、三〇分程度練習したら、息を止める呼吸法と丹田への意識の集中はただちにやめ、ただ全身をリラックスさせ、横になって一〇～二〇分静養する。静養をおこなった後に再び練習を続けてもよいが、練習しては休み、休んではおこなうことで、効果も一段とすぐれたものになる。

長期間（二〜三年以上）練功を繰り返し、本当に一定の実力がついてくれば、毎回気功をするたびに気持ちのよい軽快さを感じるようになるものだが、そのような段階に至ってからは、一時間あるいはそれ以上続けておこなうことは当然、よりすばらしいことである。

功法を定める

現在各地に伝わる気功法は大変種類が多い。すでに臨床上、広く取り入れられて効果の確かなものもあるが、わずかに個人的におこなわれているだけで完全には公開されていないものや、おこなう人が少ないため、その効果がわからないものもある。現在、一般に臨床で広く使用されている気功法に限っても、何十種類にも上っている。

練功にあたっては、医師の指導のもと、病状・体質・日常の習慣などに従って一〜二種類、最も適したものを選んでおこなうようにする。そうすれば功法の内容を把握するのにもよいし、効果も上がる。

しかし、非常に好奇心の強い患者や、今やっている気功法を難しいと感じている患者の中には、ある期間ある気功法をやって効果が出ないと、今日はこれ明日はあれという具合に、いろいろな気功法を選んでおこなう人もいる。そうした人は、練習期間は決して短くないのだが、功法はどれ一つをとっても完全には習得しておらず、その結果思い通りの効果を収めることができないといったことになる。

一つの気功法を身につけ習得するというのは、たとえばある功法の姿勢を取れば、自動的に意守、呼吸、舌の上下、黙念がそれに従うということである。一つの功法だけを一生懸命やれば、こうした条件反射は形成されやすいだろうが、反対に功法を定めなければこうした条件反射は成立しにくくなる。

もし、ある功法を難しいと感じたり、長い間やっても効果が見られないといった場合には、姿勢、体の動き、意守、呼吸、舌の上下、黙念等々、その気功で要求されるものが一つ一つ正しくおこなわれているかどうかを再確認し、不都合や不快を感じている原因を探して、解決すべきである。功法そのものが適当でなければ、当然それを替えるべきだが、替えすぎるというのもよくない。

また、毎日の練功時間は人によって異なるため、一つに決めてはならない。たとえば患者が仕事から完全に離れて、気功療法を主体に治療するのであれば、毎日の練功時間は四時間以下であってはならない。また、疾病が基本的に治癒したあと、治療効果を定着させたり体質増強のためにおこなうのであれば、二時間ぐらいでよい。そして健康人が気功を健康増進手段として用いるのであれば、毎日一〜三時間ぐらいで十分である。

練功にあたっては、できるだけ同一の時間帯におこなうのがよい。それによりその時間になれば、心も体も自然に気功の練習に向かうという条件反射を形成しやすくなる。もし、仕事が忙しく、時間を固定することができなければ、臨機応変におこなってもよいが、毎日続けてやることは必要である。そうすれば、必ず効果は得られるだろう。

間違ったやり方から生じる不調の防止

気功療法の目的は患者自身が正しい気功法を身につけ、休むことなく鍛錬することである。鍛錬にあたっては、最初から順調に進むものではない。なかには間違ったやり方によって、身体的不調や精神的不安定が現われる人もいる。こうした状態は、すぐに効果を得たいと焦って徐々にやっていくことができない人に見られる。呼吸の際に腹部の筋肉を過度に緊張させたり、ひたすら深い呼吸、長い呼吸、ゆっくりとした呼吸を無理におこなったり、意識を集中しすぎて不要な筋肉を緊張させたり、ある特殊な感覚を追い求めていく場合におこりやすい。

その結果、呼吸がスムーズにできなかったり、胸が苦しくなって呼吸が切迫したり、ひどい場合には、練功中でなくてもうまく呼吸ができなくなったり、頭痛やめまい、病的な不安症状に陥ったりする。

間違ったやり方で身体的・精神的不調が出てくる場合、最初は小さな不調として現われ、それがしだいに大きくなっていく。つまり軽い症状から重い症状になるのである。

始めたばかりの頃の間違いは比較的容易に矯正できるし、それにかける時間も短くてすむ。しかし、いったん間違ったやり方で習得し、その結果、身体的・精神的不調が出てきてしまってからでは、それを直すのに相当、努力しなければならない。

したがって気功の初めは、ゆっくりと時間をかけて、一つ一つ丁寧に、そして無理をせず自然におこなうことが大切である。もし、うまくいかないことがあれば、すぐにそれを訂正していくことを心がけ、不調を防ぐようにする。

3 気功療法の注意事項

中国の気功の種類は多く、どの功法にもそれぞれの内容と特徴がある。そこで、私たちの二〇年以上にもわたる臨床経験から明らかになった、練功中の注意事項と練功全体のプロセスにおける注意事項を以下に紹介する。

気功法をおこなう前とおこなった後

（1）気功をおこなう場合は、全身の筋肉をゆるめ、心を平静にして呼吸を調整し、脳波を下げやすくするために、気功前二〇分は体や頭を激しく使うことはやめなければならない（たとえば跳びまわったり、ボクシングをしたり、将棋やトランプをするのはよくない）。

（2）気功をおこなう前には心を悩ますことをやめ、愉快な気持ちでおこなわなければならない。たとえ不快なことがあっても、できるだけ心を大きく持って自分を慰め、感情の安定を保つようにする。もし悩みを振り払うことができなければ、しばらく練習をやめるか、外に出てゆっくりと散歩をし、心を切り換えるようにする。決して無理に続ける必要はない。

（3）気功をおこなう前には、ゆったりした服でベルトはゆるめ、全身の筋肉をリラックスさせ、呼吸がスムーズにできるようにする。横になっておこなう場合には、上着を脱ぎ、ゆったりとベッドの上に横たわるのがよい。

（4）静功〈体の動きを伴わない、呼吸と意念〈意識操作〉に重点をおく気功〉の練習では、全身が温かくなり、かすかに汗をかくことが多いが、空気に直接触れて風邪を引かないように窓は閉じておこなう方がよい。

（5）静功を終えるときは、ゆっくりと坐るか立つかして、頭・顔面部の保健功〈体のマッサージ〉をいくつかおこない、すぐに日常生活に戻るのではなく、体を徐々に動かしていくようにする。なぜなら、脳波が下がった状態〈α波やθ波〉から普通の活動状態〈β波〉に戻す場合、ちょうど朝目覚めるときと同じように、徐々にその速度を上げていくのが一番自然で無理がないからである。練習を終えてから勢いよく立ち上がったり、急に運動したりすると、しばしばくらくらしたり、頭部に不快な感じを覚えたりすることがある。

(6)動功(体を動かす気功)は、朝、室外でおこなうようにする。そのときは空気の新鮮な林や公園を選ぶ。他の人と一緒にやってもよいし、一人でやってもよい。毎回の練習時間は疲労を感じない程度を限度として、あまり長くならないようにする。

(7)動功をおこなうときは、動作を呼吸に合わせるように注意する。呼吸は意識の操作とも組み合わさるので、意識の操作・呼吸・動作の三者があいまって、動作は完全で美しく伸びやかにおこなうことができ、その効果も高めることができる。

練功中の注意事項

(1)静功をおこなうときに注意すべきことは、脳波を下げやすいように静かな環境、部屋を選ぶということで、初心者にとってはとくに重要である。明代の『類経』に「善《よ》く生を摂《おさ》める者は、必ず明らかに気を調えるの故なり。気を調えるの術を欲し求める者は、まさに密室を設け、戸を閉じ床に安《やす》んじ、席を暖め偃臥《えんが》し目を冥じるべし」(うまく健康を保っている人は、必ずちゃんと気を調えているからである。気を調えるやり方は、密室を用意して、そこに入ったら戸を閉め、床にリラックスして坐り部屋を暖め、そこで横になって目を閉じるのである)とあるように、古人はこのことを非常に重視した。私たちはもちろん密室を用意するのは難しいが、それでも練習の助けとなるように、戸を閉じて、安心して横になれる静かな環境はやはり必要である。

しかし長い期間練習を重ねれば、環境がいくら静かでなくても、周囲が気にならなくなる。それはまさしく古人の言う「泰山崩裂するとも、両の耳聞くに足らず」（巨大な山が爆発しても、その音が耳に入ることはない）である。もちろんこれは、相当実力がついて初めて達成できる境地である。

静功を練習するとき、とくに脳波が下がって以後、周囲でおこる大声や喧騒、叫び声、騒音は絶対に避けるようにしなければならない。こうした突然の刺激によって非常に驚き、精神を緊張させ、恐れ、感情の波が激しくなると、数日から十数日、安心して練習できないようになるかもしれないからである。他にも、入静の後、幻聴や幻覚などの恐ろしい現象が現われるようになるかもしれないが、努めて精神を安定させ、気にしないようにして、練功効果に影響しないようにする。

（2）練功時間は、患者の病状、体質、仕事、休息等の具体的状況により適当に配分するのがよい。たとえば病状が比較的重い人が気功で治療しようとする場合は、一日に四～六回、一回に一時間ほど練習するのがよい。一般には起床前と消灯後にそれぞれ一回、午前午後に一～二回ずつおこなうようにするのがよいだろう。療養院[*5]に入院する場合は、毎日少なくとも四回（一回一時間）はおこなうようにしている。半日だけ仕事をする人の場合は、朝晩と休憩時間にそれぞれ一

＊5 **療養院**：サナトリウム。いわゆる病院とは違い、比較的長期滞在して、健康を回復する場所。

回、毎日三〜四回。治療効果を安定させるためにおこなうのであれば、毎日二〜三回、朝、昼、晩の休憩時間を利用してそれぞれ三〇〜六〇分おこなえばよいだろう。

（3）気功を学ぶ場合は、疾病、体質の違いにもとづいてそれに合う気功法を選ぶ。これを気功では弁証施功*6と呼んでいる。たとえば高血圧の場合では松静功を基本とし、慣れてきたらそれに内養功第二呼吸法を加えると呼気を強めて副交感神経を興奮させることができるので、降圧作用が顕著となる。胃および十二指腸潰瘍、肺結核などの疾病では内養功、ノイローゼには強壮功、インポテンツ、遺精、早漏には強壮功に加えてベッドの上でおこなう保健功などといった具合である。また、潰瘍と同時にノイローゼも併せ持つ患者では、潰瘍治療をまず主として内養功を用いる。潰瘍が安定してからもノイローゼに好転が見られない場合には、今度は強壮功も加え、交互におこなう。内養功の練習により潰瘍と同時にノイローゼにも好転が見られれば、そのまま続けて内養功をおこなう。その他、多種にわたる疾病もみなこの原則に従って選べばよい。

体が虚弱で、体重減少が著しい場合は、疾病の種類にかかわらず、すべて内養功をおこなう。それは、この功法には栄養の改善、体力の増強に顕著な効果があるからである。

太っている人は、強壮功を多く選ぶのがよい。站桩功《たんとうこう》*7、行歩功（歩きながら行う気功）はとくに勧められるが、内養功はおこなうべきではない。

（4）気功療法中は、飲食の組み合わせと栄養の適当な補給に注意しなければならない。このことは気功療法の効果にとって非常に大きな意義がある。

気功の練習では呼吸が深く長くなり、横隔膜の上下運動幅が大きくなって内臓に自然なマッサージ作用を及ぼすことになるので、胃腸の蠕動運動は促進され、新陳代謝も盛んになって食欲は増すものである。このようなときは、胃腸機能の正常な働きを保つために十分に食物を補充することが必要で、たとえば気功の練習中に空腹感を感じたならば、決められた時間まで待つのではなく、できるだけ早く空腹を満たすようにする。食欲というものは満たされなければしだいに消失していくものなので、決められた時間まで待っていたのではせっかくの食欲もなくなってしまい、疾病治癒、体力の回復によくない影響を与えてしまうことになる。

食物の選択はその土地の条件により異なるが、条件が許す範囲で肉、卵、魚類といった栄養豊富な食物を多くとるようにし、体力の増強に努める。比較的重症の胃腸疾患では、気功の初期は一日三回の食事に二回の副食をとり、胃腸に負担をかけないよう満腹になるまでは食べないようにする。

太っている人、高血圧あるいは虚血性心疾患の場合は、食事量のコントロールが絶対に必要である。健康回復に影響を及ぼさないように野菜、果物を多くとって、体重の増加を防ぐようにする。

（5）女性の場合、一般には生理期間中であっても、いつも通り気功をおこなってかまわないが、

＊6 弁証施功：総合的な診断と判断にもとづいて気功法を選ぶこと。
＊7 站桩功：軽く膝を曲げて、じっと立ったままでいるという気功法。手は両側に自然に垂らしたり、お腹や胸の前で、指先を向かい合わせたり（つまり大きな木を抱きかかえているような形に）する。二〇六頁参照。

人によっては生理のときに練習すると、意識を丹田（下腹）に集めるために子宮を刺激することになり、その結果生理が長引いたり、量が増加したりする場合がある。そのようなときには数日練習を休み、生理が終わるのを待って再び続ければよい。しかし、もし生理の量がわずかに多くなる程度、あるいは期間がわずかに延びる程度であれば、続けておこなってもよい。ただしその場合、丹田に意識を集中することはやめて、両乳頭の間（膻中《だんちゅう》）に意識をおくようにする。

（6）病状の比較的重い患者では、仕事をやめて生活の細々《こまごま》としたことを極力減らし、気功の練習に打ち込むべきである。条件が許せば気功治療院に行くか、付設の医療機構のなかで医師の指導のもと練功すれば、治療過程を短縮し、治療効果を高めることができるだろう。しかし、もし医療機構で練功をおこなうという条件に恵まれない場合は、自宅で自修することもできる。その場合は、静かな部屋を選び比較的静かな時間に鍛錬をおこなうようにすればよい。

　病状の比較的重い者、あるいは重くなくてもインポテンツ、遺精、早漏、女子における骨盤内炎症性疾患、子宮頸びらんなどの患者では、みな厳しく性生活を控えなければならない。なぜなら、性生活は大脳に強烈な興奮作用をもたらし、肉体のエネルギーを消耗させ、健康回復に必ず影響を及ぼすからである。気功の先達たちが気功を実践する者に対して、性生活を一〇〇日やめるように要求したのには一定の道理があるのである。

（7）空腹時における内養功、食後の強壮功はおこなってはいけない。内養功は胃腸の機能を確実に強める作用を持っており、消化系統の疾病を持つ患者には重要である。空腹時に練習をおこなうと、胃腸は空虚な状態にあるので空腹感がさらに強まって入静しづらい（脳波を下げにくい）のである。また、内養功の消化吸収を強める作用も、空腹時の練習では十分に発揮することができない。

一方、食後に強壮功をおこなうのがよくないのは、強壮功はあぐらのような足の組み方をすることが多いが、食後では胃がいっぱいになっているので、腹式呼吸もしづらく、気を丹田に沈めるのも妨げられてしまうからである。したがって強壮功は、一般には食後一時間程度してからおこなうのがよい。胃下垂、胃アトニーの患者では、食後、站桩功あるいは行歩功をおこなうのはよくない。これらの気功法は、胃を下に押し下げる力が大きく加わるので、食物が胃から腸へ移るのに影響するし、病状が悪化する可能性もあるからである。

（8）気動功鍛錬における注意事項

気動功は一般の動功とは異なる。これは丹田が充実し、生命エネルギーの量が増えた段階で、体が勝手に動くのに任せるものである。

①鍛錬のとき、広い部屋かきれいな平地を選び、体が比較的大きな範囲で動けるようにする。

②功法を習得した後であれば自分一人でおこなってもよいが、練功の初期では専門の指導員のもとでおこなう。

③気動功発動後は突然やめてはいけない。もし何かあったときにはゆっくりと動きを止めていく。あるいは動きが自然に止まるのを待って終わらせる。

第4章 気功療法中の問題処理

1 姿勢の問題

患者の体質に合わせて、それぞれ異なる気功法が用いられるため、練習中に現われる反応も異なる。これまで気功の世界では、練功中の感じ方、反応といったものを秘密にして公開しようとせず、非常に神秘的なものにしてきた。私たちは臨床を通して、この点に関し、それなりの経験を積んできたが、そのなかでよく見られる問題を、姿勢の問題、呼吸の問題、意識の問題、反応の問題の四つにまとめてみた。

まず、姿勢は気功鍛錬における重要な要素の一つであり、それぞれの姿勢における原則、要求に注意を払わないのは間違いである。とはいえ、外の形ばかりを追求しすぎるというのもよくない。病状・体力・生活習慣・気功の習得に従って、たとえば、横になっておこなうのか、坐っておこなうのか、立っておこなうのか、姿勢は適宜選択していく。

具体的な姿勢については、第2章を参照してほしい。

姿勢と生理機能

姿勢は身体各臓器の機能に対して、一定の影響を持つものである。以下、胃を例にとって、姿勢の違いが胃の機能に対して及ぼす影響について述べてみよう。

●立式（立った状態）

胃の機能が正常な人では、胃の内容物は胃体、胃底、幽門と十二指腸球部[*1]全体に広がり、蠕動がうまく働いて内容物の排出もスムーズにいく。しかし、胃アトニー[*2]などではこの蠕動が遅くなるし、胃下垂、十二指腸潰瘍などでは蠕動機能が低下するため、胃の内容物が多く下部に溜まって、食物が十二指腸球部に満たされずに、食物の軽重によって不均等になったり、逆流したりする。したがって、胃機能が低下している者、消化不良の者は、この立式は採用しないことが多い。

●右側臥位（右側を下にして横になる）

右側が下になるので、胃泡および胃体上部の位置が高くなり、幽門、十二指腸部が下方になる。そのため胃内容物は重力の関係から大部分胃体下部に集中するので、内容物は比較的排出されやすい[*3]。とくに胃の緊張度、蠕動機能が低下し、内容物を容易に排出しにくい患者では、右側臥位

＊1　十二指腸球部：十二指腸の最上部、胃と接する部分。
＊2　胃アトニー：胃下垂が原因で胃の筋肉がたるみ、胃の動きが悪くなること。
＊3　最近では、右側臥位の方が胃内容物を逆流しやすいという見解もある。

での練功を用いると一定の効果がある。

●**坐式**（座った状態）

胃の状態の変化は基本的には立式と同じで、胃内容物もおおよそ立式の場合と同じところに位置する。しかし、人によっては立式に比べ腹腔内圧が高まるため、わずかに胃の緊張度が増加することがある。

姿勢の選択

以上、姿勢が生理機能に与える影響について、胃を例にとって説明することで、基本的な理解は得られたと思う。姿勢と疾病の関係は相対的なものなので、さらに臨床経験を踏まえて姿勢を選択していく必要がある。以下にいくつか例を挙げてみよう。

●**臥式《がしき》を主とする場合**

①老衰、病状の重い者、体力の虚弱な者
②胃アトニー、胃蠕動の緩慢、胃内容物排出時間の延長、体液循環障害
③消化性潰瘍、胃下垂、肺結核、心臓病など

以上の症状では臥式を主とする。この姿勢では体力を消耗することが比較的少ないので、過度の疲労を防止することができるからである。また、臥式は胃腸の蠕動運動を増強するのにもよいので、食欲不振の者では食欲を高めることができる。

●立式を主とする場合

①比較的健康な者、病状が軽い者、疾病回復期の者および青壮年
②胃腸蠕動の亢進した者、胸脇苦満《きょうきゅうくまん》*4、頭脹痛《ずちょうつう》*5のある者および筋肉鍛錬の不足している者
③ノイローゼ、ある種の高血圧および臥式ではすぐ眠る者
以上の症状がある場合、立式を多く採用すると疾病の回復と体力の増強に効果がある。

●坐式を主として用いる場合

極度に衰弱している者を除いては、一般にどのような場合においても採用してかまわない。

---

*4 **胸脇苦満**：脇腹からみぞおちの間が張って苦しい状態。季肋部から脇腹が膨満し、圧迫感があって苦しい状態。
*5 **頭脹痛**：頭部が熱っぽく、脹《ふく》れたような痛み。

練功の姿勢に対する要求

練功において姿勢は一定の形を保ちながら、さらに自然にリラックスしておこなうことが要求される。姿勢の種類は非常に多く、立式、坐式、臥式、跪式《きしき》（正座）や行歩式（歩きながら行うもの）といったものがある。

●坐式

坐式には自然盤膝坐《ばんしつざ》（八〇ページ参照）、単盤膝坐（半跏趺坐《はんかふざ》、八一ページ参照）、双盤膝坐（結跏趺坐《けっかふざ》、八二ページ参照）や椅子に腰かけるものなどがある。

強壮功（七九ページ参照）をおこなう場合は普通、自然盤膝坐か単盤膝坐を用いると習得しやすいが、これは比較的体力のある者に向いている。

臥式でしばらくおこない、体力の回復してきた患者が坐式に移っていく場合、おしりの下に柔らかい座布団を敷き、臀部の不快感やしびれがないようにするとよい。初心者では長い間座っていると、下肢がしびれたりするが、このときには上下の足を入れ替えたり、ちょっと立って軽く動いてから再びおこなうのもよい。また、しびれのきつい場合には、マッサージを加えるのもよいが、これらは練習を続けているうちにしだいに慣れてくるものである。

椅子に座って練習する場合は、膝関節が九〇度となるように座るべきである。九〇度よりも大きくなる場合は、足の下に踏み板を入れたり、九〇度より小さい場合は、おしりの下に柔らかい座布団などを入れたりして調節するとよい。

また、背もたれのついたソファーにもたれて、半坐式でおこなってもよい。この場合、両脚を開いて伸ばし、両腕は自然に力を抜いてソファーの肘掛けにおき、頭をソファーの背もたれにおく。体の虚弱な者、あるいは盤膝坐で疲労したような場合はこの姿勢でおこなうとよい。

●臥式

これには仰臥（仰向けに寝る）、側臥（横向きに寝る）、半臥（少し体をおこした状態）などがある。

仰臥位では頭の下に枕をあて、少し高くする方が楽だし、呼吸もスムーズにできる。

側臥位には左側臥位と右側臥位があるが、食後に練功をおこなう場合、食物が幽門を通って腸の方へいきやすいように右側臥位をとる（左側臥位がいいという説もある）。そのときでは左側臥位でも右側臥位でもよく、左右交互におこなうというのでもよい。

側臥位、仰臥位でおこなう場合、スプリングマットレスのベッドやソファーでは正確な姿勢を保持しにくいので、なるべく硬い面でやる方がよい。半臥位ではベッドの上に横になり、頭、背中に座布団等をあてがって高くし、両脚を自然に伸ばして両腕を体の両側におく（七二ページの壮式を参照）。

仰臥位あるいは側臥位は練功を始めたばかりの人、体の虚弱な人に多く用いられるが、二〜三週間練習して呼吸法を基本的に習得し、体力もついてくれば、徐々に坐式を増やしていくようにする。それからは、坐式、臥式を交互にやってもよいし、坐式ばかりでおこなってもよい。もし、坐式には慣れにくいと思われる場合は、長期間臥式でおこなうのもよい。半臥位は呼吸がスムーズにできるので、胸がつまって息苦しくなったりせずに練習でき、心臓機能に問題のある者、気管支炎などの患者に適している。

どのような姿勢であろうと、全身の筋肉をリラックスさせ、自然に気持ちよくおこなえることが大切で、疲労を感じない程度を限度とする。毎回の練習で全身、あるいは体のある部分に不快感があるときは、しばらく休むか、姿勢を変えて続けるようにする。

姿勢の組み合わせ

一種類の疾病に対して、一種類の姿勢だけを用いるというのではなく、何種類かの姿勢を交替におこなうのでもよい。異なる姿勢をどのように組み合わせるかは、それぞれの状況に合わせて適宜応用していけばよいが、大まかには以下の原則を参考にするとよい。

①たとえば坐式でおこなっていて、少し時間が長くなるとすぐに疲労感を覚えるとか、側臥位で下の方になる半身がすぐにしびれたりだるくなり、鈍痛やその他不快な感じを覚えるといった

ように、一つの姿勢で長時間おこなうと疲労や不快感がある場合は、練功自体に影響するので、他の姿勢に変えてみることを考えるべきである。あるいはいくつかの姿勢を組み合わせておこない、不快感を避けるようにするのもよい。

②なかには病状が多様で、姿勢をいくつか組み合わせることでそれに対応しなければならない場合がある。たとえば、胃下垂で高血圧を伴う場合、胃下垂には臥式がよいし、高血圧には立式の方が早く効果が出る。そこで、このような場合は二つの姿勢を組み合わせて用いる。

③臥式で練習するとすぐに眠ってしまう人がいるが、このような人は、練功の後半は臥式から坐式に変えておこなうのもよい。また脳波を下げるために、最初は坐式、後半は臥式にするのもよい。

取り入れる姿勢の組み合わせは、個々人の姿勢に対する適応性、疾病の特徴、症状と治療方針など、それぞれの状況にもとづいて適宜応用すればよく、その組み合わせ方はさまざまあるだろう。たとえば、一回の練功の何十分かの間に二つの姿勢を交替して用いるとか、一日何回かの練習のうち、違う姿勢を一～二回用いるなどで、対応するといい。

姿勢の適応性は日常生活の習慣と関係があり、左側臥位の好きな人もいれば、立式、坐式に慣れている人もいるという具合に、それぞれ異なるものである。疾病治療に影響しないならば、極力個人の生活習慣を考慮し、快適で自然な感じでおこなえるようにするのがよい。

2 呼吸の問題

呼吸を調整するというのは気功における重要な部分であり、呼吸法を適切に治療に用いれば、疾病治療の助けとなる。しかし、うまく要領をつかめないと、間違った鍛錬によりかえって不調を招いてしまうことにもなる。

呼吸と呼吸の停止

呼吸をするときは自然に、あまり吸いすぎないようにおこなうと、柔らかく細い呼吸になりやすいが、吸いすぎる（肺にいっぱい空気を入れすぎる）と、かえって途中で呼吸が苦しくなる。一方、息を吐くときは、力をこめて一気に出すというのではいけない。意識的に力を入れて一気に息を出すと、それによって呼吸が苦しくなって、急いで息を吸わなければならなくなるからである。また鼻腔を強く刺激するために、鼻に違和感を覚えることもある。

息を止める場合は、吸ったあとに止めるにしろ、吐いたあとに止めるにしろ、自然でなければならない。呼吸を止めた際には、意識は下腹部に集中させるが、お腹やのどに力を入れて息を止めるのではない。もし力を入れて息を止め、さらにのどや胃の部分を意識していたりすると、それによって頭がくらくらしたり、頭に血が上ったようになり、みぞおちや胃部に痛みや不快感が生じたりするかもしれない。

回数と運用

気功をおこなう場合、一分間の呼吸回数は特別に定める必要はない。呼吸の回数を意識しすぎると、逆に不快になったり身体的・精神的な不調を招きやすいからである。

普通、生理的呼吸回数は、男子で平均一五回／分程度、女子で一八回／分程度で、運動選手では相対的に減少するが、気功を長期にわたり練習すれば呼吸数は自然に減少し、なかには一分間に四～六回にまで減少できる者もいる。さらに数はごく少なくなるが、二回／分にまで減らすことができる者もいる。もちろん始めたばかりの者ではこのようなことはできるはずもなく、ゆっくりと時間をかけて鍛錬しなければならない。

一分間の呼吸回数と治療効果の間には絶対的な関係というものはない。したがって、単純に呼吸回数の減少ばかりを追求するということは絶対に避けるべきで、むしろ呼吸における自然さ、綿々と細く長く、音を立てないようにおこなうことを心がけるべきである。

気功での呼吸は、一般に鼻でおこなうのがよいとされるが、なかには鼻腔、呼吸器系統の疾病のためそれができない人もいる。その場合には、口と鼻の両方を使ってもよいし、口だけでおこなってもよい。

また、気功法の種類によっても口・鼻のどちらで呼吸をおこなうかは異なり、鼻で吸って鼻で吐くもの、鼻で吸って口から吐くもの、口で吸って鼻から吐くものなどがある。しかし、一般的には鼻で呼吸するものが多く、鼻で吸って口で吐くものがそのつぎ、そして口で吸って口で吐くものが三番目である。

呼吸と舌の運動

静功、とくに内養功（六八ページ参照）では、呼吸に従って舌先を上下に動かすこと、[*6] 強壮功（七九ページ参照）では舌を上顎につけたままで上下には動かさないことがそれぞれ要求されるが、舌先に対するこのような要求は主に三つの作用にまとめられる。

①雑念の排除。気功中、意識を呼吸に合わせたり、体の一部に集中したり、姿勢に注意するだけでなく、さらに舌を上下に動かすことで、雑念を排除し意識を集中するのに役立つ。さらに脳波も下げやすくなる。

②唾液の分泌が増加する。舌の上下運動により、消化管に関係する大脳皮質の細胞群を興奮させることができるので、反射的に消化機能に影響を与えたり唾液の分泌を増加させて、消化を助

け、食欲を増進させる。
③周天功[*7]の循環に役立つ。ある種の小周天[*8]では、一定期間鍛錬をおこなうと、丹田に確かに気の感覚が生まれる。それが中医学の経絡学説でいうところの任・督二脈にそって運行するのだが、このとき、舌を上顎につけるのは任脈と督脈を交接させ、両脈を相通じさせるという意味を持つ。このように舌を上顎につけた状態を古人は「鵲橋《じゃっきょう》」と名づけている。
実際の鍛錬では、舌先をごく軽く上顎につけるのであって、舌が疲れてしまうほど力を入れるのではない。また、あまり意識しすぎるのもよくない。意識的にやりすぎると、丹田の意守や、呼吸の調整に影響を及ぼすことになるし、ひどい場合では頭が不快になったりするからである。

＊6　息を吸うときには舌先を上の歯の裏側（もしくは口蓋）につけ、息を吐くときには舌先を下の歯の裏側（もしくは下の歯の歯茎）につけ、息を止めている間は舌先を動かさない。
＊7　周天功：呼吸に合わせて気を体の前後で循環させる法。一般には呼気に合わせて体の前面を上から下へ、吸気に合わせて背面を下から上へと循環させる。そのうちとくに督脈と任脈だけを循環させるものを小周天、体全体を循環させるものを大周天とし区別している。
＊8　小周天：体の前面正中線上を走る経絡（任脈）を頭から会陰まで意識で気を下げていき、体の背面正中線上を走る経絡（督脈）を会陰部から頭まで意識で気を上げていくことを繰り返すと、意識（気）はグルグルと円を描くように回る。なぜならそれは、任脈が会陰から下の歯茎まで、督脈が尾骨先端から頭頂を通り上の歯茎までの経絡だからである。つまり、口で両経絡は終わっているのだが、舌先を上顎につけることで、両経絡はつながると考えられる。これが小周天。

腹式呼吸の鍛錬

腹式呼吸をおこなうには一定のプロセスが必要で、絶対に早くうまくできるようになろうと無理してはならない。気功における腹式呼吸は、まず意念（意識を集中する場所、焦点）の誘導によって、息を吸うときに意識の焦点を鼻から徐々に下に下げて下腹に運ぶところから始める。初めのうち下腹は動かないだろうが、一定期間鍛錬すれば、意識の誘導に従って下腹が凹凸するようになるものである。

この場合、必ず下腹（丹田）の動きが中心となって腹部全体が動くのでなければならない。[*9] 正しい腹式呼吸ができるようになるまでの期間は人によって異なり、一般的には一ヵ月前後だが、普段から運動で鍛錬していて、素質もある者なら何日かでできるようになる。さらに少数ではあるが普段の呼吸がすでに腹式呼吸であるという者もいる。これは、練功にとっては有利な条件である。

下腹の動きを中心とする呼吸は非常に大切だが、上述の練功プロセス（意念の誘導→下腹部の凹凸→下腹部中心の呼吸）を個人の進捗具合にもとづかず、たんに機械的に下腹だけを動かし上腹は動かさないとか、動いてもごくわずかにすればいいと考えるのは適切ではない。呼吸に対する熟練の度合いを、よく見極めておこなうべきである。要は効果があるかないかが大切なのであって、呼吸の形式は二の次である。つまり、形だけの腹式呼吸を追求していくことは避けるべきだろう。正しい腹式呼吸の成果は自然な形で現れるものである。

臨床的には、高血圧、便秘、消化不良、潰瘍病、胃下垂の患者に腹式呼吸を用いる場合は、同時に吐く息の時間を長くして、吸気には注意をおかないようにさせる。なぜなら、吐く息を長くすると副交感神経が優位になりやすいからである。

また、高血圧の患者では、呼吸を一時止める方法は用いない。止め方が不適当であるために不必要に力を入れた結果、緊張し、血圧が上がってしまうのを防ぐためである。低血圧、腸の蠕動の速い者、過敏性大腸炎および神経性潰瘍などの患者では、ゆっくりと吸うようにし、呼気に注意をおかないようにする。吸う息を長くする、つまりゆっくりと吸うと、交感神経が優位になりやすいからである。

気貫丹田

呼吸法の鍛錬によりしだいに腹式呼吸ができるようになってくると、吸気で横隔膜が下がるのに従って腹部が前にとび出し、呼気では横隔膜が上がるのに従って腹部が内に引っ込むという具

*9 上腹部（胃の部分）が中心になって腹部全体が動くのはだめだということ。

合になる。そして、吸気のときに意識で気沈丹田を誘導する（息を吸うときに、意識の焦点を鼻から下腹に移動させる）という練習を繰り返しおこなっていると、腹腔内臓の動きによってあたかも気が丹田も隅々にまで染み渡っていくような感覚を覚えるようになる。これがいわゆる気貫丹田である。

初心者では、気貫丹田は習慣化していないし、感覚も不明瞭であるが、一定のプロセスを経ればしだいに必ず体得できるものである。これも早く習得しようと功を焦ることは絶対に禁物で、力んで丹田に硬く意念を押し込めば、逆に不調を招くことになってしまう。

3 意識の問題

気功における意識の問題は、主に雑念を排除して脳波を下げることである。入静とはすなわち雑念を相対的に減少させ、意識を徐々に集中させることであって、思考活動を停止させることではない。入静の良し悪しと練功期間の長短、方法には密接な関係があり、要領を得れば時を経るに従って、よりうまく入静できるようになり、治療効果も高まる。雑念を排除する方法は多いが、以下によく用いる方法のいくつかを紹介しよう。

情緒の安定

練功前の一〇分は一切の知的活動、娯楽、体育、読書などはやめて、大脳が興奮するのを防ぐ。情緒の波動が高まって入静を妨げないようリラックスする。そして精神を満ち足りた状態に保ち、心を愉快にして入静（心と体の活動レベルが下がった状態）と呼吸がスムーズにいくようにする。

目の位置

練功中は、両方の目で軽く鼻先を注視するようにする。これは意識を一点に集中させることで精神を統一し、脳波を下げやすくするものだが、やりすぎには注意しなければいけない。意識的に力を入れて本当に鼻先を見つめるのではなく、見ているように、また見ていないようにという感じで意識を誘導するのである。

したがって、ごくわずかに鼻先に注意を向けるというだけでいい。でなければ両目は疲労するし、頭が痛くなったり重だるくなったりして入静にも影響を与えることになる。一般に両目は完全に開ききってしまえば入静しにくくなるし、完全に閉じてしまえば眠ってしまいやすく、雑念もおこりやすいものである。

意守丹田（意識を丹田に集中する）

練功時、丹田部分〔一般には下腹〕に意識を集中し、心の目で丹田部分を見つめ、雑念を排除する方法を「意守丹田」という。長期間こうして鍛錬をおこなっていれば入静しやすくなるものだが、初心者では意識が集中しにくかったり、意識では丹田を注意していても雑念が生じたりすることがある。こういった現象は非常に自然なものだが、継続して鍛錬をおこなうことが大切である。雑念にとらわれて、意識が丹田から離れてしまったとき、そのことに気づいたら、改めてもう一度丹田に意識を戻すようにする。こうして何度も練習していると、時を経るにつれて丹田への意識の集中は長く持続できるようになり、それにつれて雑念は減少し、意識も集中できるようになって脳波を下げるのが容易になる。

しかし、意守というのは、死守することではない。柔和に守る、似守非守、すなわち、どこにも無駄な力が入らないように心がけ、意識しているように、またしていないように、意識が丹田から離れたら、すぐにまた戻るということができればいいのである。

丹田の部位には上丹田、中丹田、下丹田の別があり、同じ下丹田でも流派によって微妙に位置が異なるなど、部位はそれぞれによって異なるが、私たちのいう丹田は臍下丹田《せいかたんでん》を指すものと思っている。この部位は意識を集中しやすく、かつ入静も容易である。なかにはそこに意識を集中できないという者もいるが、その場合には、体の他の部位や周囲のもの、たとえば、日、月、星、花、草、樹木などに集中してもよい。

字句の黙念（言葉の暗唱）

言葉の暗唱と舌の上下動は、ともに精神集中の助けとなり、雑念を排除するのに有効である。さらに、言葉の暗唱では、その内容がよい刺激となって精神に安らぎを与え、気持ちを軽やかにして入静しやすくするという効果もある。しかし、暗唱する言葉は多すぎては逆によくなく、一般的には九字以内が適当である。字数が多すぎると、一回の呼吸にかかる時間がそれだけ長くなるので、頭痛、頭脹、動悸、胸苦しさ、呼吸困難といった症状が現われやすくなる。

数息《すうそく》と聴息《ちょうそく》*10

練功の際、自分の呼吸を数える（一〇〇以下の数で、そこまで数えたらまた一から始める）のは精神を自然に集中させ、徐々に入静に至らせるためのものである。また意識をリラックスさせ

*10 **聴息**：気功や太極拳では、「聴」は聞くという意味ではなく、「感じる」「イメージする」と同義で使われる。

た状態で自分の呼吸を感じるというのでもよい。呼吸を感じる場合は「意気合一」（呼吸と意識を一つにする）が大切で、気は意識の誘導（息を吸うとき気が鼻から入り、息を吐くとき気が鼻から出るとイメージする）によって柔らかく出入りし、意識の移動に従って悠々と動くと想像して、ゆっくりと入静する。

内観

練功時、両目を閉じるか、または半眼にして、心の目、つまり意識で体の内部を見るかのように、感覚機能を総動員する。たとえば、自分の丹田の部分を見たり、小腸の動き具合を見たり、呼吸の出入りする状況を見たりなどで、このような練習を積み上げていっても入静することができる。

4 練功中の反応問題

長期間鍛錬をおこなっていると、ちょっとした知覚の変化が生まれることがある。よくあるのは、普段は感じないようなものを感じたり、外界からの刺激をあまり感じなくなったりすることなどである。主要な何点かを取り上げるので、知覚の変化が生じてきたときに、疑惑を持ったり恐れたりしないように初心者の参考としてほしい。

八触

練功中、人によっては、全身または皮膚の一部にかゆみが出たり、あるいは体が重くなって、臀部が床にのめり込んでいくような感覚を覚えたり、肩に重さを感じたり、冷、暖、軽、重、痛、痒、渋、滑など、さまざまな感覚が出現したりする。これは気功において、うまく入静した、効果があるということの現われであるから心配する必要はなく、そのまま続ければよい。『静坐要訣』には練功における十六触景象〔つまり十六種の感覚〕という記載があり、①動（皮膚や体のなかで何かが動いているような感覚）、②痒（かゆみ）、③涼（涼しさ）、④暖（暖かさ）、⑤軽（軽さ）、⑥重（重さ）、⑦渋（体を動かしにくい感覚）、⑧滑（体の動きがスムーズな感覚）という八つの感覚と、①掉《ちょう》（身体の揺れ）、②猗《い》（風になびくような感覚）、③冷（冷たさ）、④熱（熱さ）、⑤軽（体が軽くなって浮いているような感覚）、⑥沈（体が重くなって地面に沈んでいくような感覚）、⑦堅（体が硬くなっていくような感覚）、⑧軟（体が柔らかくなっていくような感覚）の、八触といわれる八つの感覚が挙げられている。このような感覚は程度の差こそあれ、気功を練習する多くの者に現われるものである。

また、もう一つよく見られる現象として、練功時、雑念が減少するにつれて大脳の思考活動が低下し、外からの刺激に対する感受性が低くなることによって、小さな音が耳に入らなくなる、あるいは物音によって大きな影響を受けなくなる、心と体が浄化され何かをする衝動がすっかりなくなったような感じ、体が軽くなって空中に浮かんでいるような感覚、体が透明になって空と一体化しているような感じ、眠っているようで眠っていない、意識はあるようでない、永遠に生きているような感じで、同時に体がなくなってしまったかのような感じがするなど、さまざまな感覚的変化が現われる。

このような主観的な感覚上の変化は、大脳皮質の活動の変化に由来する。そのため練功のプロセスにおいて大脳皮質の抑制範囲が増大すると、程度の差はあるものの、しばしば催眠時の相を現わすようになる。さまざまな抑制作用を背景として、以上のような感覚は初めて出現可能となるのである。

こうした感覚の変化が出現したからといって、驚いたり恐れたりする必要はないが、病気治療ではそればかり追求していく必要もない。注意を払わなければ、ゆっくりと自然に消えていくものである。

消化機能の増強

気功の鍛錬によって消化機能が増強するというのは、臨床上最も普遍的な現象で、なかには食欲が亢進してよく空腹を覚え、毎日三回の主食以外に何度か副食を食べなければもたないという人もいる。それらは具体的な条件、環境、個人の体質により適当に処理すればよい。もちろん、なかには副食を加えたり、食事の回数を増やしたりしないですむ人もいる。

気功によって食事の量が増え、体重が増加するというのも普遍的な現象である。なかには食事の量が一般の二～三倍になり、体重も一日に二五〇～五〇〇グラム、人によっては何日かに集中して毎日平均一キログラム増加するという人もある。

しかし、もともと肥満の人は、空腹を感じても食事量を控える必要がある。そして、果物や野菜でそれらを補うようにし、体重が増加しすぎないように注意しなければならない。

新陳代謝

気功では、姿勢や呼吸を整え、意識を丹田に集中することにより、体内の新陳代謝が増強されるが、用いる気功法の種類、体質によって現われる反応は一様ではない。

①気功中、微熱が出たり、汗をかいたりする。気功をすると体が温かくなり、わずかに汗をかくというのはよく見られる現象であるが、これは気功によって末梢血管が拡張し、血液循環がよくなって、新陳代謝が活発になるために現われるものである。多くの場合、これによって全身が快適ですっきりとし、頭はぐっとはっきりしてくるもので、正常な現象である。

しかし、練功によって大汗を流すようにしてかき、服がびっしょりと濡れるようであれば、練功時間を減らしたり、意守丹田の力を軽減したり、薄着にするという具合に工夫すべきである。[*11]そうすれば数日で収まる。

②唾液分泌の増加。練功時は、舌の上下動と自律神経の興奮度の変化により唾液の分泌が増加するが、通常出てきた唾液は随時嚥下《えんげ》すればよい。飲み込んだ唾液が下に下っていく様子をイメージして、意識の焦点を口から徐々に丹田にまで移動させる。意識の焦点の移動により、気は必然的に丹田まで下がる。これは吸った息が意識の焦点の移動によって下に下がっていく腹式呼吸を補佐するものであり、意守丹田をさらにやりやすくする。

もし、唾液が多すぎて練功に影響するようであれば、口で息を吸って鼻で息を吐くという呼吸法にし、舌の上下動をやめる。また必要がある場合は、副交感神経を抑制する薬を内服したりする。

このほか、多尿、発毛、爪の伸びが普通に比べて早い、手足の冷えがなくなり逆に温かくなった、若年性の白髪が黒くなった、皮膚の光沢がよくなった等は、いわゆる「返老還童」(若返り)というもので、すべて正常な反応であるから、とくに処理する必要はない。

性機能の問題

一定期間、鍛錬を続けると病状が好転して、精神と体力が日増しに回復してくるが、このとき往々にして性欲が切迫したものとなってくる。これは正常な生理現象ではあるが、コントロールすべきものでもある。なぜならその強烈な興奮刺激が、気功で求められる意識の操作や呼吸の訓練にはマイナスの影響があるからである。

遺精を伴う場合、毎月一～二回（青・壮年は毎週一回）程度であれば、正常なので処理する必要はないが、練功前に比べ、病的であったり、回数が多い場合は以下の方法を用いてみる。

目を閉じて頭のてっぺんを見るようにし、舌を上顎につけて、息を吸い同時に肛門をしめ、睾《こう》丸《がん》を引き上げる。息を吸ったら、そのまま止めてがまんし、がまんしきれなくなってから吐く。それからまた同じように息を吸うというのを繰り返す。これで精は自然に止まるが、それでも間に合わないときは、中指で会陰穴《えいんけつ》（生殖器と肛門の間）をマッサージするのもよい。遺精がある者は普段から、小便の後に肛門を一分間引き締める（大便をぐっとがまんするような感じ）、保健功の「擦腹兜陰囊」（一方の手で陰囊を包み、他方の手で丹田をさする）を毎日朝晩二回、それから中指で会陰穴を三～九回マッサージするなどの方法も用いる。長くやっていると自然に癒える。

＊11 気功の練習で大汗をかいてはいけない。そもそも病気治療のための気功では、体の防衛機能（衛気の働き）を温存し、それを強化することが目的であるが、大汗は衛気の働きを弱めてしまうからである。

女性の生理期における練功

生理の量が多くなく、期間も短い人では、いつも通りの練功を続けておこなえばよいが、生理の量が多いか、期間が長引く人は、意識の集中を下腹部ではなく足指にしたり、みぞおちにしたりする。また体のどこにも意識を集中しないという方法でもよい。

呼吸は力を入れて気貫丹田（一五九ページ参照）をしたり、息を止めたりすることなく自然呼吸でおこなうのがよい。もし、生理の量が顕著に増えて、長引くようであれば、気功を数日間やめるのもよいだろう。逆に無月経の者では意守丹田（一六二ページ参照）あるいは意守会陰でおこなうのがよい。

5 練功におけるその他の問題の処理

本節で紹介するのは練功中における異常反応に関してだが，これらはある人ではある種の反応、別の人では別の反応と、個人により異なるものである。もちろん、全く何の異常反応も示さない人もいる。異常反応を多く紹介するのは、初心者にとって何の益にもならないので、ここではいくつかのよく見られるものを中心に取り上げてみよう。

疲労

姿勢が不自然だったり、一つの姿勢を長く続けすぎたりすると筋肉が疲労し、全身がだるくなる場合がある。したがって、姿勢はできるだけ自然にし、全身をリラックスさせることに注意しなければならない。また、初心者ではあまり長く気功をおこなうのはよくなく、休み休み練習するくらいの方がよい。身体が衰弱している者では、できるだけ臥式を採用し、体力が好転してから徐々に坐式や立式を加えるようにして疲労を防ぐのがよいだろう。

呼吸の滞り

練功で腹式呼吸をしながら気を丹田にまで下げていこうとしても、呼吸が短くなり、うまく気が下げられずに心窩部（みぞおち）で止まってしまい、胸苦しさや不快感を感じたり、タメ息のような呼吸になる場合がある。こうしたことの多くは、姿勢に力が入って極度に胸を張ったり腰を曲げたりしたためか、呼吸の際に力を入れすぎたり息を止める時間が長すぎたためか、あるいは自分の力量を超えて、努めて深い呼吸、長い呼吸ばかりを行った結果、おこるものである。したがって、これらの原因を除いていけばよい。

居眠り

人によっては、練功を始めるとすぐに眠ってしまうという人がいる。なかには熟睡してしまう人もいる。これは練功時に両目を閉じ、安静で単調な環境にいることと、身を横たえるという姿勢が生み出すもので、こういう条件は人を眠らせる絶好の環境である。つまり、条件反射形成の原理にもとづけば、最も眠気の出やすい条件なのである。しかし、居眠りは練功効果を妨げる[*12]し、脳波を意識的に下げてそれをキープし、かつ意識的に意識活動をおこなうのにもよくないので正すべきである。居眠りを防ぐ方法としては、両目をわずかに開いておく、練功中にいくつか姿勢を変える、練功前に熱い湯を飲むなどしてみるとよい。

動悸

練功時に心臓がどきどきするのは、姿勢がリラックスしていない、呼吸のときに腹部を必要以上に出したり、凹ませたり、咽喉のところに力を入れたりしている、坐位を保つために必要以上に腰や背中の筋肉を緊張させている、呼吸を止める時間が長すぎる、心の中で暗唱する言葉があまりにも長い、精神が緊張している、などによっておこるもので、それらの原因を取り除けばよい。心臓に器質的あるいは機能的疾患のある患者では、普段でも動悸がしたり、心拍が速くなったりといった症状があるものなので、練功中にそれらが出現したからといって心配する必要はない。一般に気功は、安静にして全身をリラックスさせるので、心拍は減少し遅くなる。これももちろん正常な現象である。

腹痛、腹脹、胸苦しさ

初心者では無理に呼吸を深くしようと、力を使って下腹を出したり引っ込めたりすると、腹痛、腹脹（ガスがたまるなどして腹がつっぱる感じ）、胸苦しさ（胸が圧迫されるようで息苦しい）などの症状を現わす場合がある。これらもその原因を正していくようにすればよい。また、胃腸に疾病のある人なども練功によって腹痛、下痢、腹脹をおこしたりするが、その場合は病状をはっきりとさせて対症的に治療するようにする。

＊12 ここでいう練功効果とは、病気治療に対する効果であるため、入静時の脳波が下がった状態でおこなう意識的な意識活動が重要になる。睡眠時は脳波が下がった状態は同じでも、意識的な意識活動がおこなえないため、治療効果は得られない。

驚愕

入静後、突然大きな音がしたり、あるいは他人が急に接触したり、または何かの怖いイメージが心に浮かんで、ハッと驚く場合がある。こうした驚愕の後は、しばしば精神緊張、情緒不安定、頭部不快感（頭部が変な感じになる）、全身虚脱状態などの症状を現わす。このようなときは精神を緊張させることなく、症状がそれほどひどくなければ続けて練功し、症状がひどければしばらく休憩すればよい。驚愕を防ぐためにも、静かな練功環境を保持し、突然大きな音がするのを防ぐことが必要である。

のぼせ

気功中、人によって下腹、あるいは腰部に熱い気のかたまりが出現し、その熱気が督脈[*13]に沿って頭まで上昇し、今度は頭から任脈[*14]に沿って下腹に降りていくというのを感じる人がいる。このように熱気が任・督両脈（体の前後正中線上にある二つの経絡）に沿って流動することを任・督二脈の交流[*15]という。この現象の出現は、治療にとっては有益だが、なかにはこの任・督二脈の交流を盲目的に信じ、ひたすらこればかり追求しようと、筋肉を必要以上に緊張させて、力ずくで気を頭まで引き上げ、めまい、頭脹（頭が充血したような感じ、頭が大きくなったような感じ）、あるいは情緒不安定になったりする者がいる。

このように気が頭部に異常に集まった状態になってしまったら、体の正中線上で意識の焦点を上下に動かす練習をやめて、意守の部位を足心か足先に改めるようにする。重症の者では練功を数日やめ、のぼせた状態が消えてから再び練習するというのもよいだろう。

自発動

まれに静功の練習中、意識的に体を動かすのではなく、全身あるいは部分的に体が勝手に動き出す人がいる。動く程度や様子はさまざまで、大きい場合は跳んだり転び回ったりするし、小さい場合は細かく震えたりする。また、動きが規則的な人もいるし、不規則なものもある。

なぜこのような動きが出現するかについては、現在のところまだ完全には明らかにされていないが、臨床観察では、人によってはこの動きの後に全身がすっきりしたように感じ、病状も好転

＊13　督脈：鍼灸で使われる経絡の名前。尾骨の先端のツボ（長強《ちょうきょう》）に始まり、背骨を上昇し、頭頂から顔の正面を下って、上歯茎正中線上のツボ（齦交《ぎんこう》）に終わる。二二二、二二三ページの図参照

＊14　任脈：鍼灸で使われる経絡の名前。肛門と陰嚢後端の中間のツボ（会陰《えいん》。女性の場合は、後陰唇交連と肛門の間）に始まり、体の前、正中線上を上昇して、下唇の下のツボ（承漿《しょうしょう》）に終わる。二二二、二二三ページの図参照

＊15　任・督二脈の交流：小周天と呼ばれる鍛錬法。道教では超能力を得るための基本訓練と考えられているため、盲目的に信じる人もいる。

したりする。したがって、このような状況に出合ったときは、自然に任せるのがよいようである。すなわち、動きを誘導して大きくする必要もないし、意識的に動きを押しとどめる必要もない。

もしも動きが比較的強烈で、動きの後不快感を伴ったり、病状が悪化したりするようであれば、勝手に動き出した体に意識を合わせ、その動きに極端に逆らうのではなく、徐々に意識的な動きに変えていくようにすればよい。もし動きを押し留めることができなければ、しばらく練習を休んだり、意識を下丹田、あるいは湧泉に集中したり、立式から坐式、臥式に変えればよい。自発動については恐れる必要はないし、また原因を追究していく必要もない。

病状の揺れと再発

患者は一定期間の練習によって病状の大部分を改善し、体力を増強させることができるものだが、多くの場合、病状が好転していくプロセスには波が見られる。これは正常な現象であるが、症状の好転、悪化を繰り返すような場合はその誘因を探すのがよい。

たとえば潰瘍病の場合、一定期間の気功の練習によって自覚症状は完全に消失するが、疲労、硬いものの食べすぎ、感情のアンバランスによって腹部の疼痛が再び現われたりする。こういった場合、適宜その誘因を排除して、治療効果が続くようにしなければならない。

また、なかには練功のプロセスにおいて、突然病状が変化し、悪化するような場合がある。たとえば、胃や腸に穴が開く、出血、心筋梗塞などであるが、これらは早期発見、早期治療することが大切なので、体に異変を感じたらすぐに医師の診察を受け、くれぐれも病状の把握を誤ってはならない。

気功の系統的な治療を通して、病状が著しく好転、あるいは基本的には治癒したにもかかわらず、不規則な日常生活、過度の疲労、飲食の不節制、練功の中断、気候の変化（季節の変わり目、梅雨の長雨が続く、猛暑日が連続する、極寒の日が続くなど）、感情のアンバランスなどにより病状が再発する場合がある。このようなときは、再発した原因を明らかにするとともに、積極的に気功療法をおこなうことが必要である。

疾病が治癒し、退院した後も治療効果を維持するために、練功は継続しておこなうべきである。また一歩進めて、体力増強にも気功は積極的な作用を持つもので、事実、多くの患者は病院外で長年気功を続けることによって、病気の再発を防いでいるのである。

第5章 常用功法の解説

気功には多くの流派があり、功法の種類も非常に多いが、どのような功法であれ、すべて調身・調息・調神の三つの要素から成り立っている。この〝三調〟の内容にもとづいて、各種の功法がそれぞれの特徴を持ち、何千もの異なる功法を成している。具体的な方法が異なれば、その及ぼす生理的な反応・効果といったものも異なるし、治療効果も大きく異なる。したがって、臨床においては、その証(症状)を弁《わきま》えて指導するという〝弁証施功〟の原則にもとづいて、功法を選択し、治療をおこなっていかなければならない。

私たちの療養院(北戴河気功療養院のこと)でよく用いる方法は、内養功、強壮功、保健功そして行歩功だが、そのほかに十何種類もの功法がある。その中には、李経梧氏の太極内功、田宏計氏の虚明功、張天戈氏の気動功等もある。以下、簡単に紹介していこう。

1 虚静功

虚静功（松静功）は臨床実践のなかで気功治療のニーズに合わせて、私たちが練養相兼（練功と合理的な休養をともに重視する）の原則にもとづいて創り出したもので、臨床上、その効果は良好である。

練功法

虚静功では、意守（意識の集中）・呼吸について具体的な方法はない。多くは仰臥式、あるいは側臥式（詳しくは六八ページの内養功を参照）を用いて、全身を最大限リラックスさせ、全身を虚静の状態にもっていく。虚というのは自身の一切の部分を忘れることを意味し、静というのは心を安らかにして雑念を払うことである。虚静というのは、はっきりと目覚めた状態であって、ぼーっとして眠たくなるような状態ではない。つまり、虚静の中にあってもはっきりとした意識は持たなければならない。意識がはっきりしていても虚静でなければ意識は乱れるし、虚静であっても意識がはっきりしていなければ、ぼーっとしているだけである。

応用

虚静功は、以下の四つの状況に応じて適宜おこなうことができる。

①基礎功：内養功あるいは強壮功の練習を始める前に、まず一～三日間、虚静功を練習して情緒を安定させ、心を落ち着けてからそれらの功法を練習するようにすると比較的うまくいく。

②準備功：毎回、内養功や、強壮功あるいはその他の功法をおこなう前に、三～五分虚静功をおこなって心を落ち着ける。

③間歇功《かんけつこう》：一つの功法を一クール〔四〇～五〇分〕続けておこなうことができない場合、途中に虚静功を入れて功法の中継ぎとする。

④矯正功：なかには気功中に胸が苦しくなったり、息苦しくなったり、頭痛やめまいといった副作用が現われる者がいるが、このようなとき、しばらく虚静功をおこなってそれらを緩和するようにする。

これ以外でも、たとえば高齢者で体力がないとか、病状が比較的重く、他の功法を練習するのには適さないような場合は、単独でこの虚静功を練習してもよい。

2 太極内功

太極内功は、動・静、剛・柔がうまく組み合わされた套路《とうろ》（一つの流れを持つ、決められた一連の動作）で、太極拳の世界では非常に重視され、門外不出のものであった。私たちは、この功法が人々の健康にとってさらに貢献するようにと、一九六〇年に『太極内功』[*1]を出版し、普及に努めた。以下、そのやり方を簡単に示そう。

姿勢

太極内功は、大きく静練式・動練式・活練式の三つに分かれ、そのそれぞれに異なる姿勢がある。患者の体力、好み、疾患に対する効果などを考え、静練式・動練式・活練式を選択し、上達の具合によって段階を追っておこなうようにする。

［静練式］ 練習の最初の段階で用いるもので、太極内功のなかでは疾病の治療、健康増進に適している。静練式には、仰臥式、靠《こう》式[*2]、坐式、立式の四種類がある。

①仰臥式：内養功の仰臥式に同じ。両足をそろえてまっすぐに伸ばし、両足のかかとをつけて

足先が自然に八の字に開くようにする。両腕はまっすぐ伸ばして体の両側におく。掌は下向きにして床にぴったりとくっつけるか、あるいは上に向ける。全身の関節、筋肉は完全にリラックスさせる。

②靠式《こうしき》：靠式には靠臥式《こうがしき》と靠坐式《こうざしき》の二つがある。靠臥式は基本的には仰臥位で、高めの枕で頭の部分を三五～四五センチの高さにし、高めのクッションを背中にあて、上半身全体が傾斜するようにする。体は自然にリラックスさせ、手は体の両側におき、脚は自然に伸ばす。あるいは一方の足のかかとをもう一方の足の甲（解谿穴《かいけいけつ》＊3）に載せる圧解谿法を用いるのもよい。両目は軽く閉じるか、半眼にする。靠坐式は普通に椅子に座った姿勢でおこなうもので、それ以外は靠臥式と同じ。やはり圧解谿法を用いる方法と用いない方法とがある。

③坐式：内養功の坐式と同じ（椅子に腰かけておこなう）。

④立式：太極内功の基本功で、形は太極拳の予備式に同じ。

＊動練式と活練式は太極内功の中でもかなりレベルが高いもので、要求されることも比較的高度

＊1 **太極内功**：中国では太極拳は武術にカテゴライズされる。専ら身体的な動き、肉体の鍛錬を通して強くなる武術を外家拳と呼び、身体的な動きや肉体の鍛錬以上に、気（呼吸＋エネルギー）の鍛錬、意識の意識的活動に主眼をおいた武術を内家拳と呼ぶ。外家拳、内家拳ともに多くの流派があるが、その中で太極拳、形意拳、八卦掌《はっけしょう》は三大内家拳と呼ばれている。この内家拳の流派はそれぞれ独特の気の鍛錬、意識の意識的訓練のシステムを持っていて、一般にそれは門外不出であるが、著者である劉氏が懇意にしていた太極拳の師匠から教えを受け、『太極内功』として出版した。

＊2 **靠**：もたれる、よりかかる。

＊3 **解谿穴**：足の陽明胃経のツボ、足関節前面中央にある。

であり容易には習得しがたいものなので、ここではくわしく紹介しないこととする。

意守法〔気の感覚を体感する能力を身につける法〕

太極内功の意守法には七つある。ここではそのうちの五つだけを紹介しよう。

①意守湧泉法：最初に息を吐くときに、意識で会陰からゆっくりと太腿、膝関節、すね、湧泉〔脚心〕*4へと気を導く。

②意守命門法：これは太極内功における重要な基本動作である。まず、息を吸うのに合わせて意識で湧泉から気を導いて、すね、膝、太腿、会陰に至らせ、それから後丹田、命門のところにまで導く。ここでしばらく止めてから、今度は息を吐きながら意識で気を湧泉にまで降ろす。このように何度も繰り返すのだが、長期間おこなっていると命門が充実してくるのを感じる。

③意守関元法：関元とはすなわち前丹田の部分を指す。この意守法は主に呼吸に合わせて帯脈〔体の横方向に一周する経絡〕を充実させるもので、丹田の部分に意識を固定するものではない。息を吐くときには丹田から気を吐き出し、息を吸うときには丹田に気を引き入れ、下腹を充実させる。

④命門連線意守法：これは臨床上、疾病治療に多く用いられる。初めは、臥式、靠式《こうしき》、あるいは坐式でおこなってもよい。息を深く吐き出すのに合わせて、意識で気を導き、気を命門から会陰、会陰から二つに分かれて太腿、膝、すね、そして湧泉〔脚心〕にまで至らせる。そこで

しばらく止めて、再び吸う息に合わせて意識で気を導き、湧泉からもとの路《みち》を通って、会陰にまで返す。そこで分かれていた二つの流れが一つとなって、命門に至る。これを何度も繰り返す。

⑤意守解谿法：これは主に高血圧と睡眠障害の治療に用いる。仰臥式、靠式で、一方の足をもう一方の足の甲に載せて解谿穴を圧する。息を吐くときに気を解谿穴、あるいは湧泉穴にまで沈める。

呼吸法

太極内功には全部で七種類の呼吸法がある。ここではそのうちの四つを簡単に紹介しよう。

①自然呼吸法：これは初心者に適しており、普段の自然な呼吸で、それをしだいにゆっくりと、均等に、細く長くおこなっていき、同時に胸式呼吸から腹式呼吸に徐々に変えていくようにする。

②導引運気法：初心者がつぎの段階でおこなうのに適したもので、最初に会陰部に息を吹きかけるような感じで、口から細く長い息を吐き、スクワットのように膝を深く曲げ、体の重心を足

＊4 **脚心**：土踏まず。

が少し痛くなるくらいまでゆっくりと下げていく。つぎに息を吸いながら、徐々に膝を伸ばし、意識で気を脚心〔湧泉〕からすね、膝関節、太腿、会陰、命門へと導く。息を吐くときは、再び命門から会陰、太腿、膝関節、すね、脚心へと気を導く。これを繰り返しながら気をめぐらせる。

③抓閉《そうへい》呼吸法：これはまたの名を、吸・貼《ちょう》・抓《そう》・閉練功法[*5]といい、さらにつぎの段階でおこなうものである。まず、立式で導引運気法を何度かおこなった後、吐く息に合わせて、気を脚心に導き、ここでしばらく呼吸を止める。それから、今度は吸う息に合わせて意識でゆっくりと、すね、膝、太腿、会陰、尾閭（仙骨）から命門にまで気を引き上げる。息を吸うとき、両手は力を入れて握り（拳を握る）、足の十本の指は大地をしっかりとつかんで、舌先は軽く上顎と上歯の間につける。息を吐くときは、ゆっくりと気をもときた路を通って脚心にまで降ろし、手、足、全身は完全にリラックスさせる。このように何度も繰り返しおこなう。この呼吸法は比較的激しいものなので、手足に力を入れ、息を止める時間は長すぎてはいけない。息を止める時間は鍛錬に従って長くしていく。

④沈気呼吸法：沈気呼吸法は臨床上、治療に応用される呼吸法で気功の予備功（準備のようなもの）にも用いられる。これは、もともと太極内功の中で定められた呼吸法ではなく、太極内功の呼吸法がもととなって変化したもので、初心者や病弱な者、とくに高血圧、自律神経失調症、睡眠障害といった疾患に適している。

沈気呼吸法における姿勢は、かなり自由なもので、仰臥、靠臥《こうが》、靠坐《こうざ》、平坐、立式といった姿勢のどれでもよいのだが、とくに靠坐、靠臥がよい。まず、全身をリラックスさせ、吐く息だけに意識を合わせ、吸う息には合わせない。[*6] 息を吐きながら、意識で命門から下に、会陰、太腿、膝、すね、湧泉と気を降ろしていく。これを長い間、練習していると、気が命門から脚心に沈んでいき、それが熱い熱流として感じられるようになる。このとき、絶対に注意しなければならないことは、吸う息に意識をおかないことである。吸う息のことは忘れて、吐く息にだけ注意を向け、しかも自然におこなわなければならない。

太極内功のなかには、気功による練拳、練功の進捗状況、注意事項、練功における効果・反応といった内容があるが、ここでは省略する。

3 放松功

放松功は静功（体の動きを伴わない気功）の一つで、一九五七年、上海気功療養院がまとめたものである。この功法の要点は、体の各部を意識し、〃リラックス〃と黙念（頭の中で言葉をつぶやくこと）[*7] す

＊5 吸・貼・抓・閉練功法：息を「吸う」、舌を上顎にぴったりと「貼りつける」、手足の指をしっかりと「抓《にぎ》る」、そして呼吸を「閉《と》める」ということからこの名がある。

＊6 息を吐きながら、意識の焦点を命門（腰）から徐々に下げて湧泉にまでもっていく。つぎに息を吸うときには、意識を湧泉から命門にさっと移動させ、同時に息も比較的短時間にスーッと吸う。

ることで、全身を徐々に自然で軽やかな快適な状態にし、むだな緊張を除いて、緊張とリラックスのバランスを取ろうというものである。また、意識を集中させるので雑念も排除されるようにできている。これは内養功等の入門功としても応用できるし、ある種の疾患に対しては主要な功法となる。

姿勢

平坐、仰臥、靠坐《こうざ》の三種類がある。詳しくは、内養功、太極内功を参照。

呼吸

多くの場合、自然呼吸あるいは腹式呼吸でおこなう。息を吸うときにリラックスさせる部分に意識を集中し、吐くときに〝リラックス〟と黙念する。

意念（意識）

［意守］ 多くの場合、意守臍部*8を用いるが、湧泉、大敦《だいとん》*9、足三里《あしさんり》*10、命門、中衝《ちゅうしょう》*11などのツボに意守

（意識の集中）するのもよい。このほか、体以外のものや景色に意識を合わせるのもよい。意守はリラックスしてからおこなうようにする。

［意念による放松］（意識を使って体をリラックスさせていく、いわゆる自律訓練法のようなもの）

①三線放松法：体全体を頭、腕、体幹、下肢の四つの部分に分ける。そして、それぞれをさらにいくつかの小さな部分に分けて、上の方から順々にゆるめていく。よく用いられる三線放松法は、体の前面、後面、側面の三つのラインを順次上から下へ、〝リラックス〟と黙念しながらおこなっていくものである。

第一線（両側）は、頭の両側－首の両側－両肩－両腕－両肘－前腕－両手首－両手の十本の指、とそれぞれの部分を順次意識しては〝リラックス〟と黙念し、最後に中指に意識を一～二分間、固定する。

第二線（前面）は、顔－のど－胸－腹－太腿－膝－すね－足の甲－足の十本の指、とそれぞれの部分を順次意識しては〝リラックス〟と黙念し、最後に両足の親指に意識を一～二分間、固定する。

＊7　黙念する言葉は、「リラックス」と同義語である「ゆるむ、ゆるんでいく」などでもいい。
＊8　**意守臍部**：臍に意識を集中する。
＊9　**大敦**：足の厥陰肝経《けついんかんけい》のツボ、足の拇指《ぼし》外側爪甲根部《そうこうこんぶ》の角より一分《ぶ》のところ。
＊10　**足三里**：足の陽明大腸経のツボ、脛骨粗面と腓骨頭を結ぶ線の中間にある。
＊11　**中衝**：手の厥陰心包経《けついんしんぼうけい》のツボ、手の中指橈側《とうそく》爪甲根部の角より一分のところ。

第三線〔後面〕は、頭の後ろ－首の後ろ－背中－腰－太腿の裏－膝の裏からふくらはぎ－かかと－足の裏、とそれぞれの部分を順次意識しては〝リラックス〟と黙念し、最後に湧泉に意識を三～五分間、固定する。

②分段放松法：全身をいくつかの部分に分けて、上から下に一つずつリラックスさせていくもので、よく用いられるものに次の二種類がある。

第一は、頭部－両肩と手－胸－腹－太腿からすね－足。

第二は、頭部－首－両腕－体幹－太腿－すね－足。

まず、一つの部分を意識して、〝リラックス〟と黙念するが、それぞれの部分で二から三回、〝リラックス〟と黙念してから、つぎの部分に意識を移す。このように繰り返し二、三回おこなう。

③局部放松法：全身のリラックスができたら、今度は体の病変部だけ、あるいはとくに緊張している部分だけを取り上げて、そこをリラックスさせるようにする。

④全身放松法：体全身をひとまとめにして、リラックスさせるようにする。全身放松法には三つのやり方がある。

第一は、頭から足へと大ざっぱに、水が流れるような感じでリラックスさせていく方法。

第二は、体全身を放り出したような感じで、リラックスしている様をイメージする方法。

第三は、三線放松法の要領で、体を三つの流れのなかで、順次上から下へと止まらずにリラックスさせていく方法である。

4 虚明功

虚明功は、初級レベルから上級レベルまで一つの体系として整った形をなすもので、一九五五年に整理され、後に修正されて一九五八年に正式に臨床治療に用いられた。その効果は非常に満足のいくもので、私たちの療養院で一九六一年に編集・発行された『気功方法選集』に収録されている。功法は全体で三段六歩の構成となっているが、少し複雑なので、ここでは同書の「第五章 一般的な疾患に対する気功療法」に関連する部分だけを簡単に紹介しよう。

調身

虚明功の基本姿勢は、坐、臥、立、行、散の五種類にまとめることができる。前の三つは内養功、強壮功の姿勢とほぼ同じなので省略し、ここでは行、散の二種類のみを紹介しよう。

〔行式〕〔行功〕 これはやり方が複雑なので、簡単にその要点を述べるにとどめる。目を閉じておこなう場合は、その場でゆっくりとやるのがよい。両足の虚・実をはっきりとさせて[*12]（左右の足に交互に体重をかけ）、重心をしっかりと安定させる。腰の動きを中心として手や腕を動かし、全体がバラバラにならないように気をつける。そして呼吸に合わせ、意と気、気と力を整えて、呼吸を動きと連動させながら、四肢の具体的な動きに意識を集中させて精神統一をはかる。目を開けておこなう場合は、ゆっくりと歩きながらおこなうやり方と、速く走りながらおこなう方法がある。もちろん人によっては、ゆっくりとジョギング程度でおこなってもよい。この場合、目で風景を眺めながら、心の中でプラスのイメージを描き心身の鍛錬と調整をはかっていく。

［散式〔散功〕］ 散という字には三つの意味が含まれている。一、リラックスを通り越して坦然（平然としているさま）と。二、弥放綿然《びぼうめんぜん》（ふんわりと綿のように）。三、逍遙自然《しょうようしぜん》（のんびりと無理なく）。

五感の働きは垂帘塞免《すいれんそくめん》（外からの情報を閉ざしてしまうこと）、収視返聴《しゅうしへんちょう》（目、耳で心の内側の様子を感じること）ということが要求される。四肢の動きは、随意、逍遙式（自由散漫式）を用いるが、臨床上は多く、仰臥式（あおむけ）あるいは坡臥式《はがしき》（靠臥式）を用いる。

散式の特徴は落ち着いて快適な動きに静呼吸法を組み合わせ、降気呼吸法（一九四ページ参照）と作念誘導《さくねんゆうどう》（意識による誘導）とによって心身を最高に逍遙舒散《じょさん》（何ものにもとらわれずにリラックスする）にすることで、おこなう際には冥心浄慮《めいしんじょうりょ》（心を清浄に保つこと）、意縁於散《いえんほうさん》（意識はとらわれることなく流れるままにまかせる）が要求される。意守におけるのびのびとした感じが得られれば、入静にとって非常に有効である。

住（坐式、臥式、立式のこと）、行、散の各三式にはそれぞれ独自の呼吸法と意識訓練法がある。したがって、実際は三種類の功法となるのである。

調気

調気というのは、虚明功における呼吸訓練の総称で、全部で三段六歩に分かれる。すなわち「築丹」「運丹」「鎮丹」の三段階と、「調息」「息調」「運息」「息和」「帰息」「息息」という六歩の呼吸法である。具体的には十種類以上の方法があるのだが、ここではそのうちの四つを紹介しておこう。

〔静呼吸法〕 最初は、普通の呼吸を無理に変えようとしてはならない。深さ、速さを無理にコントロールしようとするのではなく、自然に、を原則として自分の体に逆らわないことが要求される。滑らかでスムーズな呼吸を基礎として、力ではなく意識を用いてうまく誘導していくと、呼吸は徐々に「出入りすること綿々と、しかも均等に細く静かで無理のない」ものになっていく。

〔神馭気行会陰法《しんぎょきこうえいんほう》〕〔聚散《しゅうさん》呼吸法〕 これは丹田に宿る先天の息を練る（生まれ持った真元の気を養う）もので、息を吸うときも吐くときも、ともに意識で確実に気を導くようにする。

まず、息を吸うときに、気を丹田から会陰部に導いてそこに留めておくようにする。これを長く続けていると、気が仙骨の部分に集まってくるが、集まった感じのなかにも伸びやかな感じ〔リラックスして滞りのない感じ〕、広がっていく感じがするものである。つぎに、息を吐くときは吸う

＊12 片方の足に体重の多くをかけ、他方の足にはあまり体重をかけないとき、両足の虚実ははっきりしている。また片方の膝を曲げ、他方の膝が伸びているときも、両足の虚実ははっきりしている。逆に左右どちらの足に重心がかかっているのかよくわからないとき、両足の虚実ははっきりしていない。

ときの広がっていく感じに続いて、さらに広がっていく感じを意識する〔四肢、とくに手指にはっきりとそれを感じることができる〕。病気によっては息を吸うときに、体の周りの気を丹田に充満させるようにし、息を吐くときにそれが何の力みもなく広がっていくように意識するのがよい場合もあるが、腹部の充実感を強めるために、息を吸うときに肛門をしめて上げ、下腹部を凹ませるようにするとよい〔逆腹式呼吸〕場合もある。

〔神駆気行足踵法《しんぎょきこうそくしょうほう》〔降気呼吸法〕〕　降の字には二つの意味がある。一つは気息を支配して、無理なく自然におこなえるようになること、もう一つは上方の気を抑えて下方の気を充実させ、意識、息、気を踵《かかと》にまでいきわたらせることで、実習の際には意識で気を導いて丹田から踵、あるいは湧泉にまで降ろすようにする。あるいは頭のてっぺんからゆっくりと踵まで広がりを持たせながら降ろしていってもよい。

　気の運行はいつも同じであるとは限らず、日によっては気が全身を運行せずに、体のなかのある限られた範囲のなかだけを運行するということもある。なので、どこからどこまで気をめぐらせるかにあまり神経質になる必要はなく、適宜おこなっていけばよい。ただ、気を下にめぐらせていくときには、できるだけ降ろしていくと同時に、広がりの感覚を持たせ、静かに、そして気持ちよくということに努めるようにする。

　降気法の呼吸は、通常、口と鼻を使っておこない、吐きながら降ろしていくやり方と吸いながら降ろしていくやり方とがあるが、どちらの場合も意識で気を導いて踵、あるいは湧泉まで下げるのである。この際、足の指の動きを加えてもよい。すなわち、息を吸いながら地面をつかむようにし、息を吐くときに離すようにするのであるが、実際にそうするのではなく、意識だけでつかんだり離したりするのでもよい。

- 呼気降気法――意識で気を導きながら、ただ息を吐くときにだけ気を降ろしていく。
- 呼吸分段降気法――意識で気を導きながら、吸う息で気を仙骨にまで導き、続いて吐く息で下にまで降ろしていく。

〔神駆気行任督法《しんぎょきこうにんとくほう》（周天昇降呼吸法）〕 神駆気行任督法というのは、深いところの意識が真元の内気を任脈《にんみゃく》、督脈《とくみゃく》にそって絶えずめぐらせるという意味がある。周天法（小周天）をおこなう場合は、無理をせず自然におこなうこと、しかも一定の順序、すなわち調息浄慮《ちょうそくじょうりょ》（呼吸を調え思考を清浄にする）、凝神寂照《ぎょうしんじゃくしょう》（精神を集中して静かに内部の動きを眺める）、聚散充気《しゅうさんじゅうき》（気を集め広げて充実させる）の三つの段階に従っておこなうことが絶対に必要である。

調息浄慮を通して肉体意識にとらわれない、静かで伸びやかな状態に達し、その状態で高度の精神集中をおこなえるようにする。凝神寂照を通して、集められた生命力を気に変えて、かすかにしか知覚されることのない真気が静かにめぐるようにする。聚散充気を通して、真元の気を養い清純な状態になった上で内気が充満するようにするのである。気が満ちてくれれば、自然に体内の陽の部分、すなわち督脈を上るようになり、周天の運行となる。

このときの呼吸と意識の誘導には二種類ある。一つは呼吸と意識の誘導は全く考えず、ただ静かに精神集中するというもので、長い間おこなっていると自然に気が満ちて体内をめぐり始める。もう一つは、そうした自然なやり方の上に、口と鼻とで呼吸を微妙にコントロールしながら意識的な誘導をおこなっていくもので、効果を早めて任脈と督脈を早く通そうというものである。伝統的な呼び方では、口や鼻を使ってする呼吸を「後天呼吸」あるいは「外呼吸」と呼び、実際の呼吸には直接関係ないが、虚静のときに任脈が運ぶ真元の気（エネルギー）のことを「先天呼吸」あるいは「内呼吸」と呼んでいた〔体組織内の呼吸ではない〕。

本来先天・後天の呼吸には厳密な区別があるが、実際の練習では両者を互いに組み合わせて、それぞれの目的をうまく実現できるようにするのがよい。

組み合わせ方として、たとえば、吐く息に従って降ろし、吸う息に従って上げる。つまり息を吐いていくときは任脈を通って降りるようにし、息を吸ってくるときは督脈を通って上ってくるように気を意識的にコントロールするのである。

つまり、古典に示される「後天の気を吸えば先天の気が上に上がり、後天の気を吐けば先天の気が下に下がる（息を吸うときに意識を下から上に上げ、息を吐くときに意識を上から下へ下げるという意味）。もしも、口や鼻でおこなう後天の気だけが上がったり下がったりするのであれば、それは先天の呼吸からはほど遠いものである」というのがこのやり方である。あるいは、息を吐くときに気を上げて吸うときに下げる方法でもよい。これは先ほどのやり方とは違うが、その効果は全く同じものなので、おこないやすい方でおこなえばよいが、任脈・督脈という道筋（経絡）にそって気をめぐらせること、また心を伸びやかにしておこなうことが大切である。

この督脈を上げ、任脈を降ろす様子は、古来、「丹田の真元の内気が水火の関である尾閭《びりょ》（尾骨）を突き破って、夾脊《きょうせき》のある轆轤《ろくろ》の関（脊柱）を越え、頭の後ろの玉枕《ぎょくちん》の関を突き抜けて、頭のてっぺんの泥丸宮《でいがんきゅう》に達し、眉間の祖竅穴《そきょうけつ》を貫いて、口の中の橋路〔舌を上顎につけた所、鵲橋《じゃっきょう》には上下の別がある。鵲《かささぎ》というのは、中心から南の方へと離れていった朱雀《すざく》神のことをたとえて言ったものだが、道が断たれていたため、先に進むことができずにいたが、中心からの力で橋がかけられたことで進むことができた。舌を上顎につける様子がこの架け橋と似ているので鵲橋の名がある〕を渡って、気喉重楼《きこうじゅうろう》（のど）に下り、心下宝殿に至って丹田の奥の方に返っていく」と表現されており、この道筋にそって何度も繰り返し気を運行させるというのが、神馭気行任《しんぎょきこうにん》・督法《とくほう》、衝関功候《しょうせきこうこう》（気の流れで関門を通していくやり方）である。

ここではっきりとさせておかなければならないことは、いわゆる真気の動きを「寂照（静かに眺める）」できるようになり、丹田の内に真元の内気（エネルギー）がふつふつとする状態があってから聚充法《しゅうじゅうほう》（内気をさらに充実させる法）を用い、真気が充実した後にさらに振動を高めて一つ一つの関を通過させるということである。ところが、功を焦るものは、後天の気を煮えたぎらせてその勢いを真気の発動と間違え[*13]、その勢いを借りて無理に関を通過させ、必死になって気を上に上げようとする。これではたんに周天の助けとならないばかりか、逆に気が上に上がって苦痛を感じるだけの結果となってしまう。

周天功で、実際に真元の内気が尾骨の関に向かったときはしっかりと肛門をしめて、ちょうど大便をがまんするようにするとよい。それはそこから真気が外に出て逃げてしまう可能性があるからで、そのためしっかりと肛門をしめ、そうならないようにするのである。このとき局部（肛門、あるいは尾骨の先端あたり）に振動や痛みを感じるかもしれないが、全く恐れる必要はない。しっかりと精神を竅《きょう》[14]に集中させて意識が散漫にならないようにすれば、関を過ぎてからは自然に戻るものである。あるいは、振動や痛みは感じないで、その部分が大きく開かれ、清々しくなったように感じる者もあるかもしれない。この場合も、漫然とそれを感じているといった程度にとどめ、喜んで嬉しがらないようにする。[15]さもないと意識が乱れて、気が散じてしまい、気の運行が中断してしまうからである。気が玉枕《ぎょくちん》[16]の関を過ぎるとき、しばしば気の流れを意識でコントロールしながら同時に顎を引いて、気の流れを助けてやる必要がある。「気が督脈に循《したが》って通れば、任脈は息を含ませるようにすれば下がる」と言われるように、任脈における真気の運行は通常、督脈よりもうまくいくものである。

調神

虚明功では、意守、作念《さくねん》、定景《ていけい》といった方法を通して、心神を調え鍛えるのだが、その調神法と調気法中の三段六歩は互いに非常に密接な関係を持っている。

〔意守法〕 虚明功の意守法には、意守呼吸法と意守丹田法、意守外景法、意守運丹法、意守通体法、意守虚明法等々がある。調気法の項（一九三ページ参照）では、わずかに静呼吸法と三種類の運気呼吸法を紹介しただけなので、意守法についても、それに関連するものだけを取り上げて紹介することにしよう。

①意守呼吸法：初心者の場合、雑念を排除したりコントロールしたりすることが難しく、想念が乱れて苦しむことが多い。このような場合、努めて心を平静に保つようにし、いらいらして怨みがましくなったり、やたら心配したりしないようにして精神を集中させ、呼吸の調整・鍛錬に意識を向けなければならない。

意守に慣れていない者では、初めから意守丹田をおこなうのはよくないことが多い。それは、初心者の丹田は非常に空虚な感じで、真元の気（エネルギー）もその深くに隠れている状態であるため、丹田に意識を集中するのは容易ではないからである。したがって調息（＝呼吸の鍛錬）の場合、

＊13 小周天では、任脈と督脈を気が不随意に流れる、あるいは循環するのが一つのポイントで、それを誘導するために、意識の焦点の移動と呼吸を使う。ところが呼吸に合わせた意識の焦点の移動に執心すると、その不随意な循環が自然な形でおこってはいないのに、意識的なその作業を「真気の発動」と勘違いしてしまう場合があるということ。

＊14 肛門のこと。周天功では任脈と督脈をつなぐことが大切だが、この二つの脈が接点を失っているところが口と肛門である。「竅」にはアナという意味があり、経絡のツボを指すこともあるが、ここでは肛門を指している。舌を上顎（口蓋）につけることが、二つの脈が断絶している口の部分をつなぐ方法であるのに対して、肛門の筋肉を緊張させることが、肛門部で断絶している二つの脈をつなぐ方法だと提示しているのだろう。

＊15 周天功を習得することは、人間が持つ本来的な発達であり、人為が主導するものではない。修行する者は、どこまでも謙虚に、天意に従う恭順さを示さなければならないという戒めの意。

＊16 **玉枕**：足の太陽膀胱経のツボ、外後頭隆起《がいこうとうりゅうき》の上縁と同じ高さで、後正中線の外側一・三寸にある。

意守丹田法に比べて、呼吸に意識を合わせる意守呼吸法の方が、具体的な呼吸の様子や体の中での動きをはっきりと感じることができるので、はるかに意識を内に向けやすい。その意味では、意守呼吸法というのは気功の入門における近道と言える。

具体的には、呼吸をする場合の身体の動きやそれによっておこる主観的な感覚（下腹の凹凸等）に軽く注意を向けるのである。

②意守丹田法：虚明功でいう丹田の位置はおもに下腹部の丹田を指す。それは、神闕《しんけつ》[*17]、命門[*18]、会陰[*19]の三つのツボの間で、比較的広い範囲、すなわち神闕《しんけつ》、命門、会陰の三点がすっぽり包まれるくらいの球形を想像するか、あるいは下腹部を中心とした円を想像するとよい。意守をおこなうときには、くれぐれも丹田を一つの小さなツボと考えて、その位置や大きさにこだわってはならない。それによって正道を外れてしまうからである。

③意守運丹法：意守運丹というのは、真元の内気（エネルギー）が自由に動く様子を意識して、それを感じることである。内気の動きに従って、その様子も感覚も違ったものとなる。くわしくはここでは省略する。

［**作念法**］作念法というのは、自分のイメージを作ることで、練功中、治病、保健、功法の必要に応じて、特別な内容を持ったイメージを積極的に心に描いていくのである。この場合、自分を包む状況と自分との関係がイメージの内容通りに変化していくということを信じなければならない。このイメージ訓練は心神調練の重要な方法で、ただ積極的に雑念をコントロールするという

だけでなく、生体の機能を能動的に調節し改造することにもなる。用いるイメージには、喜笑のイメージ、愛のイメージ、散適（伸びやかな）のイメージ、優美のイメージ、虚明のイメージ等々があるが、ここでは省略する。

［定景］ 定景はまたの名を定境といい、心神調練の高度な段階である。具体的なことはここでは省略する。

虚明功に関する特徴、原理、要領、効果等についてはすべて省略する。その方法に関しても紙面の関係で、臨床治療においてよく用いられる部分のみを紹介するにとどめ、養生、保健に関する高度な功法はすべて省略した。

5 気動功

気動功は、一種独特な流派のもので、民間で伝承されていたものである。これは独特の姿勢、意

＊17 **神闕**：任脈のツボ。臍の中央に取る。
＊18 **命門**：督脈のツボ。第二・第三腰椎棘突起間の陥凹部に取る。
＊19 **会陰**：任脈のツボ。会陰部の中央部。男性は肛門と陰嚢根部とを結ぶ線の中間に、女性は肛門と後陰唇交連とを結ぶ線の中間に取る。

守、調息の鍛錬を通して呼吸の調整、心の安定をはかり、心気の内生を基礎として、〝静極まったところの動〟を発生させるというものである。このように、内気（エネルギー）の動きに体の自発運動を誘発させる（体が不随意に動くのに任せる）というのは、一般に行われている外動功や体操とは異なる。その特徴は、静中に動を生じ、動中に静を求めるという、静・動バランスのとれた統一である。

気動功の表面的な動きには一定の形といったものはない。一定程度まで練習を積むと独特の拳術をかたどったものとなり、治病の効果を収めることも可能となる。しかし、とりわけ初歩の段階では間違ったやり方によって生ずる心身の不調を防ぐために、必ず医師の指導のもとでおこなわなければならない。

気動功の姿勢とやり方には五種類あるが[*20]、ここではそのうちの三種類だけを紹介しておこう。

基礎功

練功の前には激しい運動をやめて、感情を落ち着け、心を平静にして気持ちを鎮め、水を少し飲む。

①姿勢：椅子の上にまっすぐに座り、頭をまっすぐにしてその重さを感じないような姿勢にする。顎を引いて胸を前に突き出さず（胸を張らず）、体はまっすぐにして背骨が左右に傾かないようにする。両手は互いに軽く握り合わせて太腿の上におくか、膝の上に掌心を下に向けておく。

舌は上顎につけて、意識を丹田（下丹田、気海穴のあたり）に向ける。口はわずかに開く。

②呼吸：自然呼吸、鼻で吸って鼻で吐き、気を丹田に沈める。呼吸は途中で止める必要はない。自然に、穏やかにおこなうのであって、故意に息をとどめてはいけない。

基礎功の目的は練功をおこなう環境に慣れ、体内の陰陽を調節して内気（内からのエネルギー）の生成を促すことである。一般にはこの基礎功は一週間、一日に四〜六回、一回につき三〇分から一時間程度おこなう。もし一日に一〜二回しかできない場合は、日数を多くしなければならない。

気動功の操作方法

気動功の姿勢と功中の体の動きには一定の関係があり、姿勢によって、気動の強弱、大小、頻度、速さが異なる。

①懐抱太極《かいほうたいきょく》：地面にまっすぐに立ち、両足は平行に肩幅に開く。頭、胸、腹に対する要求は太極拳の場合と同じである。舌を上顎につけて両目は半眼にし、まっすぐ前を凝視して動かさない。意識で気を導きながら両手をゆっくりと前に上げていき、内から外へ円を描くように回す（一般の体操の中の呼吸運動のような形）。これを三回おこなってから、今度は反対に外から内に円を

*20 気動功の表面的な動きには一定の形はないが、動きが出るまでの気の誘導の仕方に五種類あるということ。

懐抱太極

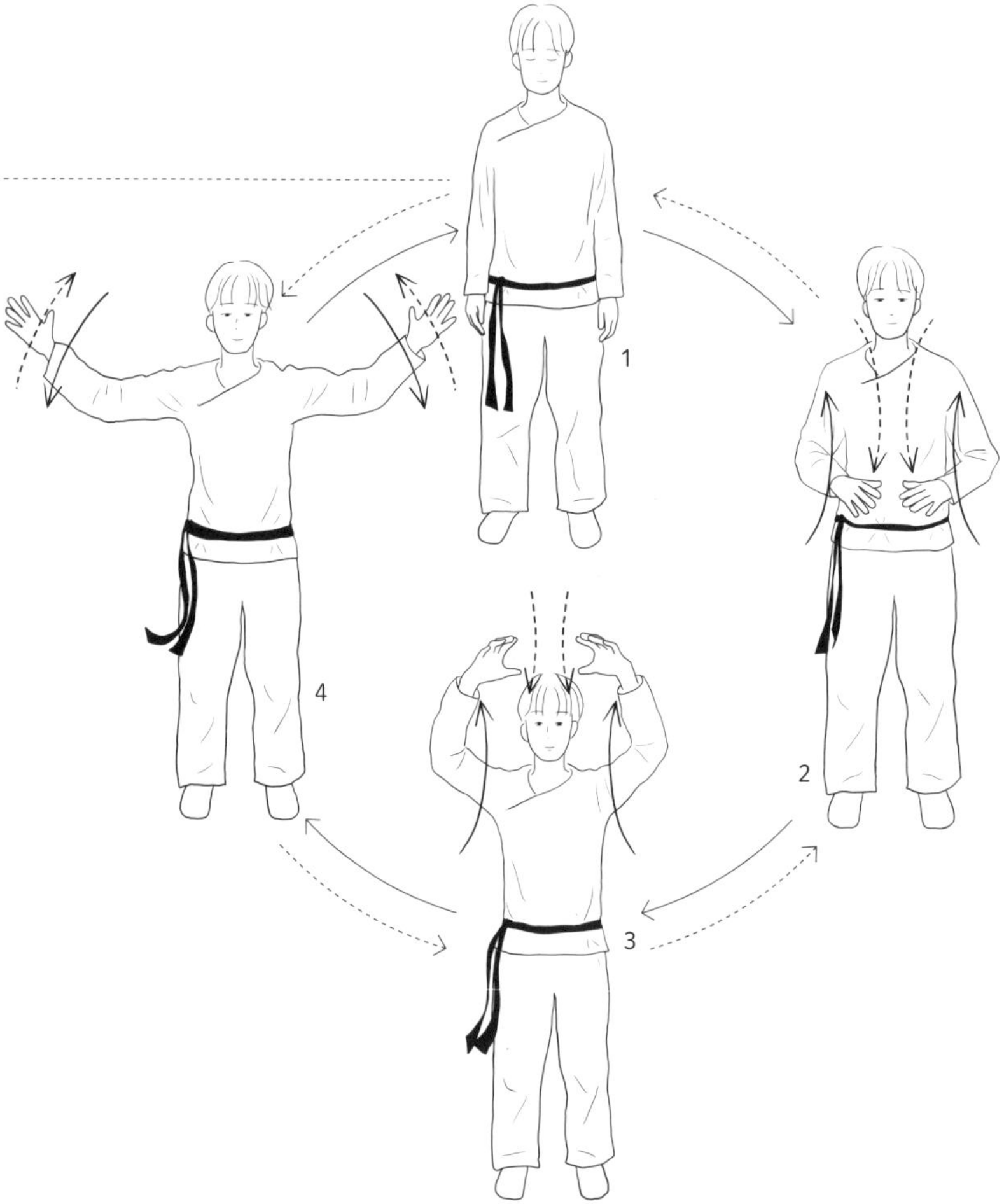

描くように回すのを三回。最後に両手を胸の前で止めて左右の虎口（親指と人差し指の間のこと）を向かい合わせ、胸の前で球を抱き抱えるような形となり、そのまま動かない。肩の力は抜いて力まない。両足はわずかに曲げて、意識は膻中《だんちゅう》にとどめる。自然呼吸、気は丹田に沈める。一回に一五～三〇分、毎日四～六回おこなう。うまく入静できないときは、両目を軽く閉じてもよい。
②站桩式《たんとうしき》：姿勢に対する要求は前のものと同じだが、両手を回してからその手をとどめる位置が下腹の前となり、意識を下丹田にとどめる。初めは自然呼吸でおこない、その基礎が十分でき

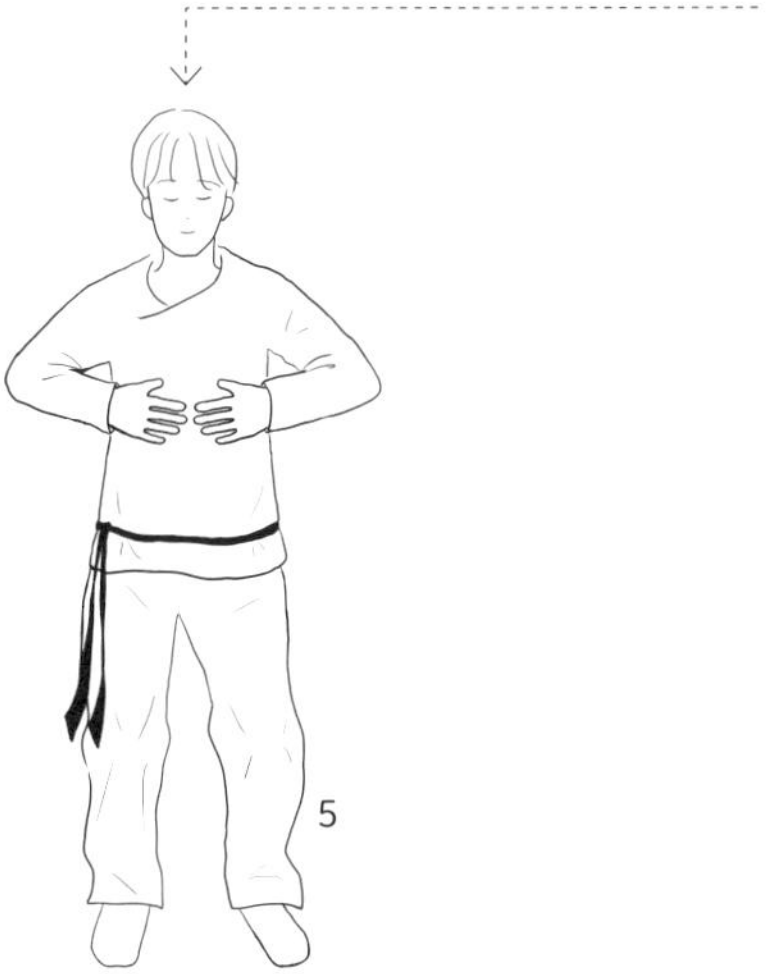

站《たん》椿《とう》式

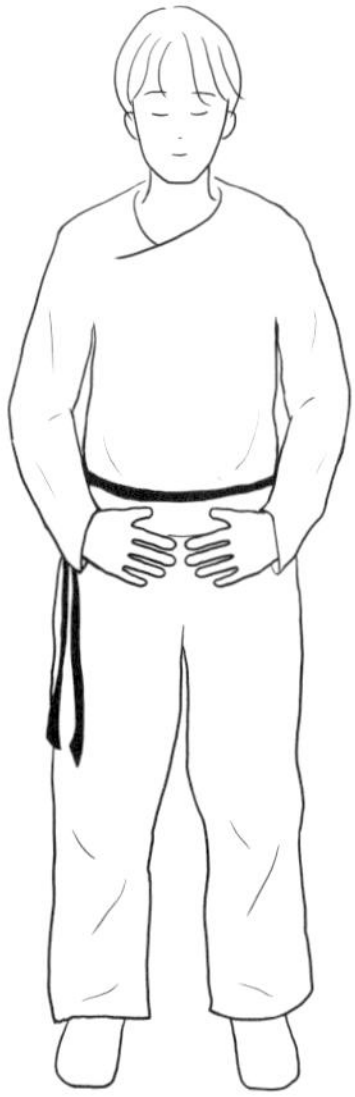

てからは、今度は逆腹式呼吸法でおこなう。

③托天式《たくてんしき》：姿勢・動作は前と同じだが、両手を回してからその手を頭のてっぺんにもっていく。掌は上向き、両手の中指をくっつける。手と頭〔百会《ひゃくえ》〕*21との距離はおよそ七〜一〇センチ。両足は軽く曲げて、意識を印堂《いんどう》〔眉間〕にとどめる。事故が起きるのを防ぐため、この功法で意識を眉間に集中するのは、その場に誰も指導する人のいない場合はおこなわない方がよい。

本功では、自然呼吸を用いるが、内気によって体が動き始めたら、今度は丹田呼吸法でおこなう〔即ち練功中は腹式呼吸を主とする〕。
このほか、両手合掌式《りょうてがっしょうしき》、随意式《ずいいしき》等があるが、一般の患者への応用は適さないのでここでは紹介を省く。

収功

気動功の収功は非常に簡単である。体の自発的な動きがある・ないにかかわらず、練習するという意識をやめてしまえばいいのである。すなわち意識をはずしてゆっくりと両目を開ける。もし、体が自発的に動いているのであれば、自然に任せて止めていくようにする〔心と体を少し切り離し、距離をとって、体の動きを客観的に眺めながら、エネルギーの消耗とともに動きがしだいに止まっていくのに任せる〕。動いている最中に止めようとする場合は、意・気を下肢〔あるいは足〕に引き下げて、気を下に広げるようにする。そして、呼吸を静めて一～三分後に軽く体を動かしたり歩いたりする。

＊21 百会：督脈のツボ。頭頂部にあり、両耳の穴を結ぶ線と頭の正中線が交わる点。

気動功の動き方

以上のような姿勢、意守、呼吸の訓練によって心が静かに落ち着くと、体の中に徐々に一種の内気（体に本来備わっているエネルギー）が目覚め、〝恬惔虚無《てんたんきょむ》なれば、真気《しんき》これに従う〟（心がとらわれることなく、バランスが取れていれば、生命力エネルギーは本来のあるべき形で流れるようになる）といった状態になる。この状態こそ内気が活性化した真の姿である。そして、この内気の作用によって体に動きが現われてくるのだが、これは正常な現象であり、気動功で求められている要求でもある。動きはその他の内功のなかで現われる自発的な動きとよく似ているが、ちゃんとしたやり方にしたがわない自分流のやり方や、誤った指導によって現われるでたらめな動きとは本質的に異なる。

自発動が現われるまでの時間、強さ、その持続時間などは、おこなう者の体質、病状、やり方に対する習熟の程度によって異なる。やり始めたらすぐに現われる者もいれば、なかなか現われない者もいる。あるいは、最後まで全く動かない者（不随意運動の命令回路にうまく電流を流せない者を指す）もいる。毎回現われる動きも、もちろん一定とは限らない。すべての動きは内気の動きによって生じるのであって、完全に内気の支配のもとに動くのである。したがって練功が不十分な者には、このような気の感覚がないので、動きも不自然なものとなる。とはいえ、気動功で自発的な動きがおこるのは正常なことであって、間違いでは決してない。この点は少し強調しておかなければならない。

注意事項

気動功による発動（体が動くこと）があまりにも強烈な場合は、そばで誰かが必ず付いていなければならない。また練功中、急に動きを止めてはいけない。止めるときは自然に止まるのに任せるようにする。気がなくなると意識的に動かそうと思っても動かないものである。

普通は三〇～六〇分くらいで自然に止まる。もし練功中に用事があってやめなければならないときは、動きが止まるように自己暗示をかけながら、気を両足に降ろし、最後に意識を放せば動きは自然に止まる。この鍛錬によって、その特徴、規則、要領を把握できれば、動こうと思えばすぐに動き、止まろうと思えばすぐに止まるようになる。もちろん何の副作用もない。

6 誘導功

誘導功*22は、練功をおこなう者自身、あるいは他の人が意識、呼吸、言葉、音といった合図で、誘導し入静の状態に導くもので、誘導結合気功と呼ぶ人もいる。これはもともと誘導功として、一つの独立した功法があったのではなく、しばしば入静のための一手段として用いられてきたものである。

姿勢

多くの場合、臥式、あるいは坐式を用いる。くわしくは内養功を参照。

誘導法

現在私たちの所では臨床上、以下のいくつかの功法を用いている。

［自己誘動法］ これは、おこなう者自身が入静の助けとなるような言葉を黙想し、入静に達しようとするもので、たとえば、「今から練功を始めよう」「全身がリラックスしている」「精神もリラックスしている」「気沈丹田に注意して」等々を黙想する。

［他者誘動法］ これは気功師（医師、看護師など、気功を指導する者）が誘導を助けて入静に至らせるもので、二つのやり方がある。

一つは練功中、気功師が指、あるいは掌で一定のツボを圧したり、一定の部位をさすったりする。圧したりさすったりするときの力の入れ具合、時間の長さは患者の病状、入静の入りやすさによって的確に把握しなければならない。たとえば、高血圧の患者では指導者が練功中、指で曲池穴[*23]、降圧点[*24]、崑崙《こんろん》穴[*25]等を圧したりさすったりし、頭痛の場合は、風池穴[*26]を押したり揉んだりする。練功中、気がスムーズに流れないとか、丹田にうまく沈めることができないような場合は、指導する者が手で腰や腹部をさすって気が流れるようにしてやるとよい。もう一つの方法は、指導する者が患者のそばに立って、低い調子で、軽く、柔らかな声で練功の手順、入静の方法、練功の内容等を言って入静に誘導していくものである。

［音響誘導］ これは一定で単調な音を利用して入静の補助にしようというもので、たとえば練功のときに柱時計や目覚まし時計を用意して、時計の刻む〝チック、タック〟という音に耳を澄ませて入静の助けとする。

最近では入静の補助となるような音楽、言葉が録音されたものがある。練功中、これを流して入静に誘導するとその効果には非常にすぐれたものがあり、とくに高血圧やノイローゼの患者では顕著な効果が見られる。

＊22 **誘導功**：誘導功は基本的に暗示であり、気動功のように「自発動功」「不随意運動」を誘発しようとする意図はない。

＊23 **曲池**：腕の陽明大腸経のツボ。肘《ひじ》窩《か》横紋《おうもん》橈側《ぎょうそく》端陥凹部《たんかんぼつぶ》。

＊24 **降圧点**：足の拇指外側爪甲根部の角より一分のところ。

＊25 **崑崙**：足の太陽膀胱経のツボ。外踝尖とアキレス腱の間の陥凹中に取る。

＊26 **風池**：足の少陽胆経のツボ。後頭骨の下方で、胸鎖《きょうさ》乳突筋《にゅうとっきん》と僧帽筋の起始部との間の陥凹部。

7 九次呼吸法と丹田注気法

九次呼吸法と丹田注気法は、共に古代の養生法に属する。[*27] 健康、長寿、幸せのイメージを描き、精神を集中させ、雑念を排除して心を伸びやかにし、気持ちを明るく持って大脳の機能を回復させ調節するものである。これをおこなうとき、呼吸を合わせておこなうと内臓器官の運動も増強され、体全体にわたって体質の増強、疾病の予防、長寿といった効果が得られる。

九次呼吸法

気功の姿勢は、強壮功と同じ。毎日一時間ほどおこなえば、よく眠れるようになるし、食事もおいしく、仕事をおこなう上でも気力・体力が充実し、疲労を感じなくなる。長期間継続することによって、健康増進効果を期待することができる。

まず、自分の体を透き通った透明なものとして想像する。そして、体のなかに三つの中空の管をイメージする。真ん中の管は印堂（眉間の中央、俗に脳門と呼ばれるところ）から始まって、背骨を貫いて会陰にまで達する。他の二つの管は真ん中の管の左右にあって、それぞれ左右の鼻から始まって脳を通り、背骨のなかを通って会陰部に達している。この三本の管とも背骨のなかにあって、真ん中の管は芦《あし》の茎くらいの太さで、外が青色、内が赤色。左右の管は麦の茎くらいの太さで、右が赤色、左が白色である。以上のような形、位置をはっきりとイメージできたら、今度は左手の薬指〔左手の第四指〕で左の鼻を押さえて右の鼻で息を吸い、まず右の管から印堂に送り、それから後ろに導いて背骨を通し会陰にまで送る。右の管に息がいっぱいに満ちたら、それを左の管に入れて徐々に上昇させ、背骨を通って再び印堂〔脳内〕に導き、そこから左鼻を通してゆっくりと出す。息を出すときには、押さえていた左の指は離す。これを三回繰り返す。

今度は同様の要領で右手の薬指〔右手の第四指〕で右の鼻を押さえ、左の鼻で息を吸い、最後に右手を離して右の鼻から徐々に息を吐き出す。これを三回。

この方法にすっかり慣れたら今度は鼻を押さえずに同じようにできるようになる。

息を吸ってくるときには、天から健康、長寿、幸せ、静けさのエッセンスが鼻から体のなかに入ってくるのをイメージし、息を吐くときには病気、異常、心悩ますこと等が鼻からすっかり出て、きれいになっていくというイメージを持つ。そして、この功法を終えた後は、自分が非常にきれいで透き通った体になって、健康、長寿、幸せのエッセンスが全身に充満しているようにイメージし、真中の管自体が、ワックスでもかけられたように内部が赤く潤い、はっきりと明るく

＊27　九次呼吸法と丹田注気法は病気治療の気功というよりは、自己実現を目的としたより高度な気功法である。そのため、初心者ではとても習得できるものではない。著者は、さまざまな気功法を紹介するなかで紹介したに過ぎないと思われる。

ジする。

輝いて、しかも蓮の花びらのように柔らかで、さらにまっすぐに通っているというようにイメー

丹田注気法

姿勢は、強壮功と同じ。頭の上、一五センチくらいのところに明るく、丸く、清らかで、透き通った月をイメージする。そして、この月から五色の光と甘露〔水のようなものでここでは気のこと〕が、頭のてっぺんに注がれて真ん中の管に入り、海底即ち会陰にまでずっと落ちていき、それから二つに分かれて両足の裏にまで達してそこで止まる、というのをイメージする。このときこの甘露が流れていったところでは一切の病気、悩みがすべて全身の毛穴から出ていってきれいに浄化され、心身ともに非常に壮快なすがすがしさを感じる。

足にまで流れた甘露は、今度は足心から上って丹田に至り、そこにとどまる。

また、頭から注がれた甘露も丹田に降りてきて、上下からやってきた二つの気の流れが丹田で合う。

上下両方に口のある瓶に上と下から同時に水を注ぎ入れたように、入れたらすぐ上下の口を閉ざして気が漏れないようにする。つまり気道と肛門を閉じて息が外に出ないようにするのだが、これは長ければ長いほどよい。最後にこらえきれなくなって、息を出すときには徐々に口から吐

いていく。完全に出しきってしまうのではなく、丹田にわずかに残しておき、それを真ん中の管に注ぎ入れる。真ん中の管に注ぎ入れた気はゆっくりと消えていくが、外に漏らしてはいけない。

以上、二つの功法を練習するときには穏やかにゆっくりとおこない、力を用いるのではなく意識を用いるのだということに注意しなければならない。初心者では、あまり長く息を止めていることはできないだろう。無理をする必要は全くないし、長い時間をかけてゆっくりとやっていれば必ずできるようになるものである。

この二つの功法は、ノイローゼの治療に非常に効果的であるが、重症の肺疾患の患者に丹田注気法を用いる場合は慎重におこなわなければならない。[*28]

8 分症練功法

分症練功法というのは、五臓六腑およびその所属する経絡に従って、またそれぞれの証《しょう》に合わせて異なる方法を用い、それぞれ異なる疾病を治療しようというものである。古代から現代に

＊28 丹田注気法では、呼吸を完全に意識（イメージ）下におかなければならないため、肺に問題がある、咳が出るという状態では、この練功はできないからである。

伝えられる流派は非常に多くあるが、ここでは臨床上よく用いるものを一つだけ紹介しておこう。

姿勢

坐式、臥式、立式を用いる。詳細は強壮功を参照。

呼吸及び意念

これは陰陽五行六《ろく》字《じ》訣《けつ》にもとづいておこなうもので、心、肝、脾、肺、腎と三焦、およびそれらが属する経絡のそれぞれの症状によって呵《ハ》、嘘《シュ》、呼《フ》、呬《ス》、吹《チュイ》、嘻《シ》の六字を用いた呼吸法（まず息を吸ってそれぞれの音、he xu hu si chui xi を発してから息を吸うという実習である。これは一般に「六字訣」と呼ばれているもので、息を吸ってこれらの音を唱えてから息を吸うことで、それぞれの臓器の不調を整える呼吸法）で、補《ほ》瀉《しゃ》[*29]を使って疾病を防ぐのである。

具体的には、

心は火に属す。呵he（ハー）の気を用いて瀉《しゃ》し、吸気で補う。

肝は木に属す。嘘xu（シュ）の気を用いて瀉《しゃ》し、吸気で補う。

脾は土に属す。呼hu（フ）の気を用いて瀉《しゃ》し、吸気で補う。
肺は金に属す。呬si（ス）の気を用いて瀉《しゃ》し、吸気で補う。
腎は水に属す。吹chui（チュイ）の気を用いて瀉《しゃ》し、吸気で補う。
三焦は気に属す。嘻xi（シ）の気を用いて瀉《しゃ》し、吸気で補う。

瀉《しゃ》は六回、補は九回を超えてはいけない。補はすべて吸気によっておこなわれるが、その作用は息を吐くときに用いる字によって区別される。*30

まずどの臓・経絡に異常があるかを明確にし、用いる字を決定する。実火（生体の異常な機能亢進、熱性のもの）であれば瀉《しゃ》し、虚寒（生体の機能減退、寒性のもの）であれば補す。

瀉は口からそれぞれの字を発声することによっておこなうが、呼吸は吐いて、吸っての順で、

---

*29 **補瀉**：気の不足している者に気を補う方法を「補」、邪気が充実している者からその邪気を抜く方法を「瀉」という。

*30 ここでは本文の理解を容易にするために、最初の心を用いて説明すると、瀉をおこなう場合、息を長く吐きながら、ハーを音が出ないように発する。つまり口はハーの形にし、頭のなかでハーの音を響かせながら、息を吐く。吐いたら、鼻から息を吸うが、このとき頭のなかでアーという音を響かせながら、吐く息の三分の一の長さで吸う。つまり、ハーーーーーと吐いて、アーと吸う。補をおこなう場合、最初に頭のなかでアーという音を響かせながら息を吸い、次にハーを音が出ないように発するが、吸う息の三分の一の長さで吐く。つまり、アーーーーーーと吸って、ハーと吐く。
このような補の場合、どの臓でも同じく最初はアーーーーーと吸うが、つぎにアーと吐けば心、シューと吐けば肝、フーと吐けば脾、スーと吐けば肺、チュイと吐けば腎、シーと吐けば三焦を、それぞれ補うことになる。

息を吐くときに口を開け、舌を軽く舌根につけるようにし、下腹を内に引っ込ませながら丹田から息を出すようにして発声する。実際耳に聞こえる音として発声するのではない。*31 もうこれ以上吐けなくなったら今度は鼻で吸うが、そのときは吐く息の三分の一程度の長さで、〝二《アー》〟と黙念*32しながらおこなう。一回吐いて、一回吸って、これで一回。一つの字に対して六回を超えてはならない。

補は鼻で吸うことによっておこなう。呼吸は吸って、吐いての順でおこなう。息を吸うときは、やはり〝二《アー》〟と黙念するのだが、そのとき、口は閉じて歯は軽く噛み合わせる。舌先は上顎につけて丹田を外に膨らませるようする。息をいっぱいに吸ったら今度は口から吐く。吐き方は瀉の場合と同じようにおこなうが、その長さは吸う息の三分の一くらいでおこなう。

補法はすべて吸う息でおこない、異なる疾病については息を吐くときに用いる字を区別することで、それぞれ予防・治療をおこなっていく。一回吸って一回吐く、これを一回とし一つの字について九回を超えてはいけない。

体のどこか一カ所に異常がある場合には、六字の中の一字だけをおこなえばよいし、何カ所かに異常がある場合には六字の内のいくつかを選んでおこなえばよい。もちろん六字全部をおこなっても害になるようなことはないが、その場合は五行の相生《そうせい》、即ち金《こん》、水《すい》、木《もく》、火《か》、土《ど》の順序、つまり呬、吹、噓、呵、呼、嘻の順序でおこなうようにするとよい。これを、もし間違えて相克《そうこく》の順*33でおこなえば、気に対してはあまりよくないようである。

以下に古代より伝承されてきた練功歌訣を二つ紹介して、練習の参考としよう。

① 六字姿式総歌訣

肝若嘘時目睜睛、肺知呬気手双擎。
心呵頂上連叉手、腎吹抱取膝平頭。
脾病呼時須撮口、三焦寒熱臥嘻寧。

（訳）肝、嘘（xu）のときは目を見開く
肺は呬（si）の気で両手を高く上げると知れ
心は呵（he）で頂の上で手を組む
腎は吹（chui）で膝を握って頭はまっすぐ
脾の病は呼（hu）のときに口をすぼめ
三焦寒熱のときは横になって嘻（xi）とすれば落ち着く

＊31 音に出しておこなう流派もある。
＊32 北京語で「二」は「アー」と発音する。英語の曖昧母音əのような音である。ここで、なぜ「二」と黙念するのかは、前後からは不明である。
＊33 相克の順序は、木↓土↓水↓火↓金である。

② 孫真人四季行功養身歌

春嘘明目木扶肝、夏至呵心火自閑。
秋呬定知金肺潤、腎吹唯自坎中安。
三焦嘻却除煩悩、四季長呼脾化餐。
切忌出声聞口鼻、其功尤勝保神丹。

（訳）春は嘘（xu）、目、木を明らかにし肝を扶《たすけ》る
夏に至れば呵（he）、心火自《おのずか》ら閑《しず》まる
秋に呬（si）を定すれば金肺潤うと知れ
腎は吹（chui）のみで自ら坎中は安
三焦は嘻（xi）で煩悩却除
四季の長（土用）には呼（hu）で脾が餐を化す
切に忌むべきは口鼻から声に出して耳に聞こえること
この功法ことさら勝《すぐ》れ、神丹を保つ

9 意気功

意気功は意識を用いて、気を一定の順路・ポイントに沿ってめぐらせ、意識と気を一体化させる（雑念を排除して、呼吸と意識の焦点の移動だけに集中する）というもので、呼吸と組み合わせることで治療にも用いることができる。これは古代の健身寧神《けんしんねいしん》の術で、その効果にはすぐれたものがある。

姿勢

内養功、強壮功の姿勢と同じだが、仰臥式が最もよい。立式の場合は両足を開いて膝をわずかに屈し、両腕は自然に垂らす。

呼吸と意念（意識）

初めは自然呼吸でおこない、呼吸に合わせて、意識の焦点を移動させる。同時に順路（循行路線の前後二路、即ち前部二路線と背部三路線のこと）をイメージして気をその流れに沿って運行させる。呼吸を組み合わせることで、呼吸と気の流れが一つのものであることが感じられる。ただし、息を吸

循行路線の前部の路線

●循行路線の前後二路／前部路線
（1）百会↓天突↓両腕の天泉↓両腕の曲沢↓両手の十指〔十宣〕。
（2）天突↓鳩尾↓丹田↓曲骨↓両膝関節〔犢鼻〕↓両解谿↓両足の十指。

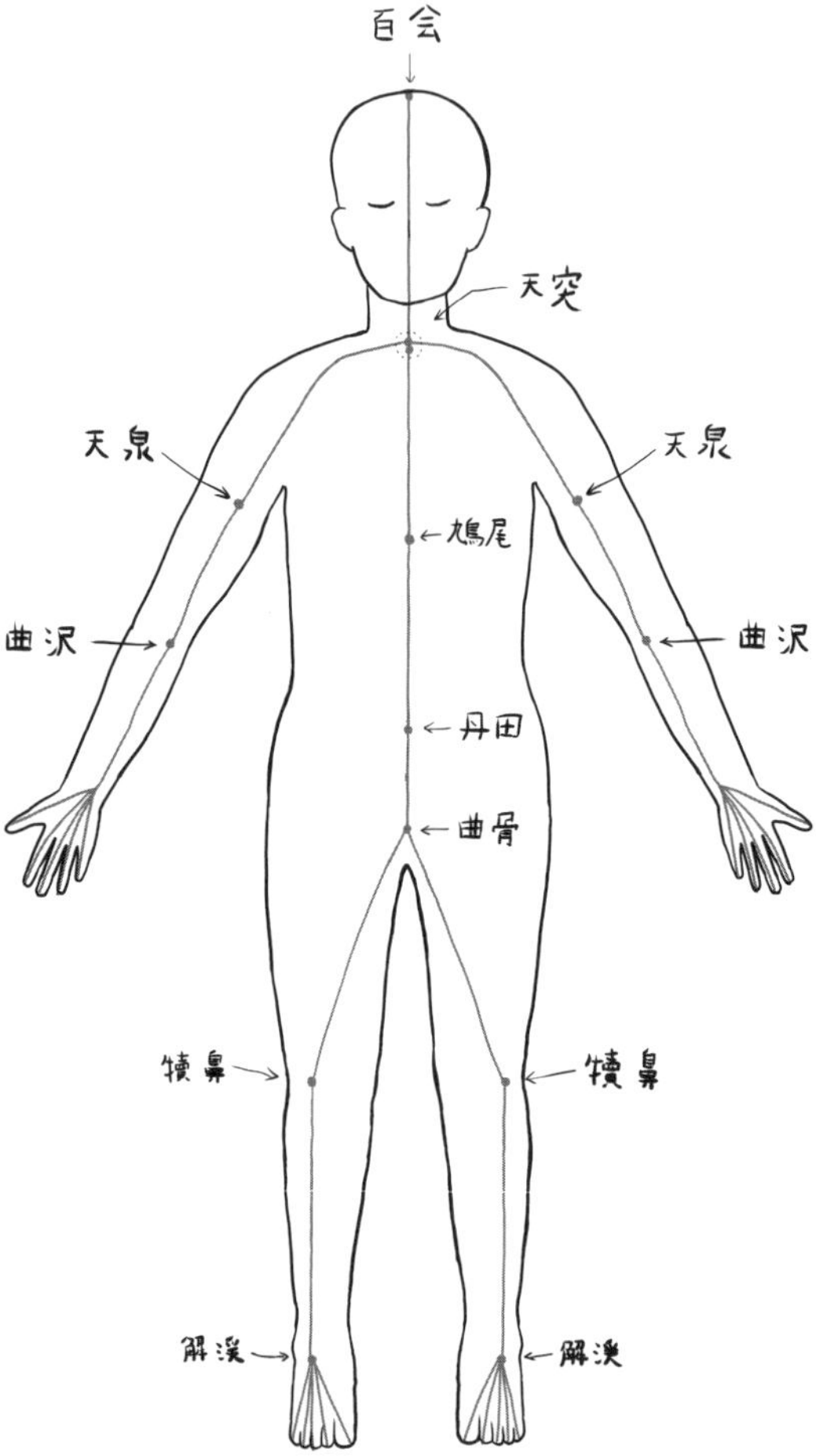

循行路線の背部の路線

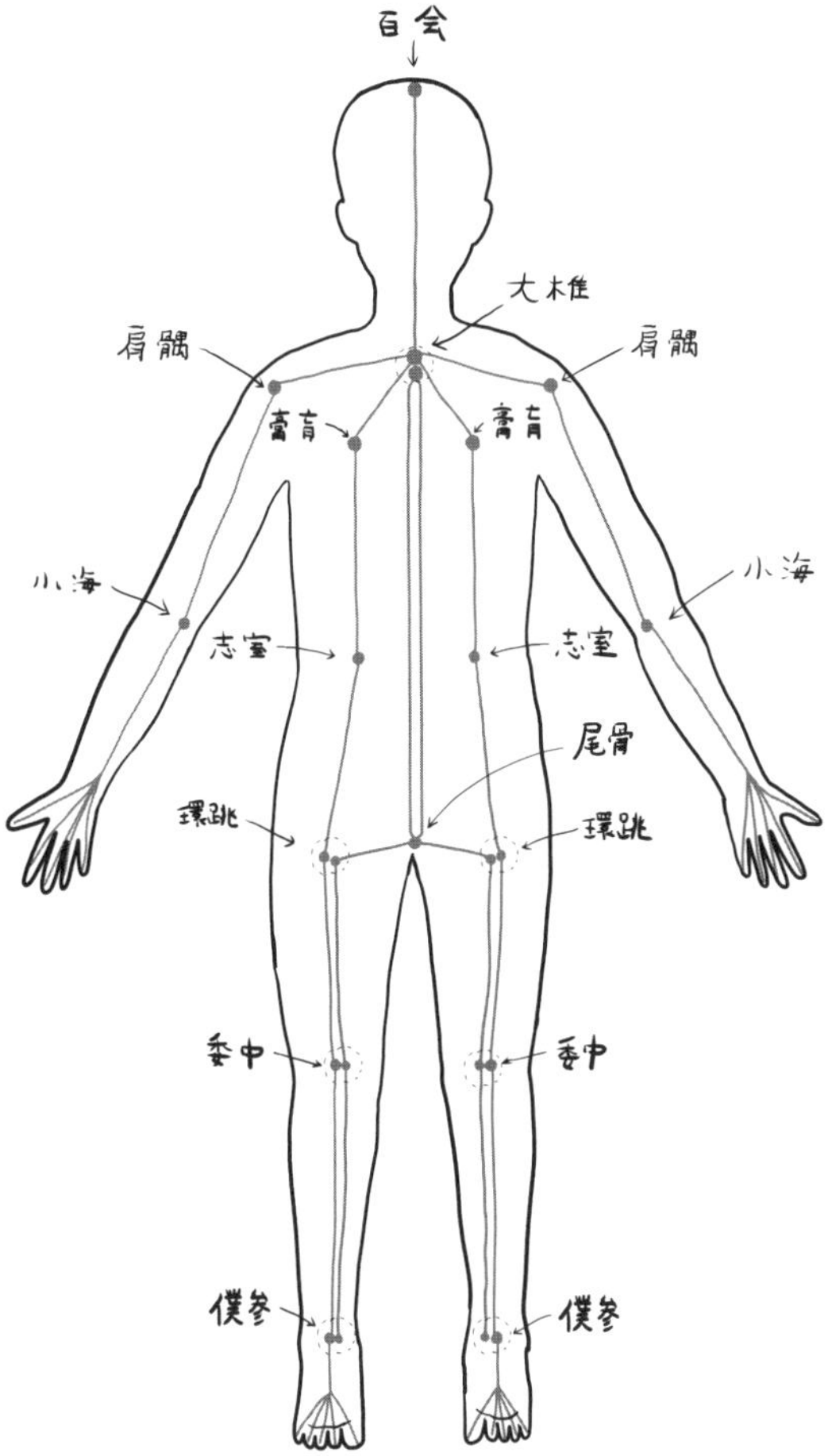

●循行路線の前後二路／背部の路線

（1）百会↓大椎↓両肩（肩髃）↓両肘関節（小海のあたり）↓両手の甲から十指（十宣）。

（2）大椎↓夾脊↓尾骨↓両環跳↓両委中↓両かかと（僕参）↓両足心から十指。

（3）大椎↓両肩甲骨（膏肓）↓両腎（志室）↓両環跳↓両委中↓両かかと（僕参）↓両足心から十指。

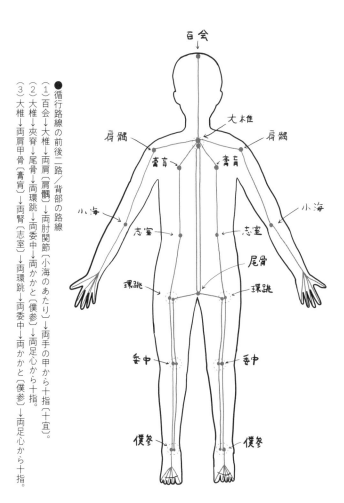

うときは意識の焦点を移動させないで、そのポイント（ツボ）を意識し、安静を保つ。息を吐くときに意識をその次のポイントに移す。ポイントからポイントへ移るときにその部分の筋肉をリラックスさせる。これはすべて順路の流れに従っておこなう。

これは何周運行してもよく、副作用がおきることは決してない。もし途中で止めたくなったら止めればよい。意識をめぐらせるとき、病変部に集中させておこなってもよい。

たとえば肝臓病、胃病などでは肝臓や胃の部分に意識を集中して、その部分を緩めて伸びやかにさせるという具合におこなう。

10 采太陽《さいたいよう》

采太陽は、普通は内養功や強壮功の補助功法として用いる。長く続けることにより、体質を強化し、疾病を予防することができる。

姿勢

立式を用いる。詳細は強壮功に同じ。

呼吸法

鼻から新鮮な空気を吸って、口から体内の濁気を吐き出す。息を吐くときには口唇に少し力を入れてすぼめ、ゆっくりと吐いていく。意識を集中し、心をリラックスさせる。朝、太陽が昇ったばかりの頃、新鮮な空気と静かな環境のなかで、太陽の見える場所を選び、意識で朝日を取り込んで丹田におく。一回につき一〇～一五分ほどおこなう。

11 観《かん》星《せい》望《ぼう》月《げつ》

観星望月は古代の養生法で、長期にわたりおこなっていると心が伸びやかに、気持ちが安らかになる。また視力も増強し頭もはっきりしてくる。臨床での観察を通してみても、すぐれた治療・保健効果が認められる。

姿勢

他の気功法の立式に同じ。両足を肩幅に開いて、膝をわずかに屈する（体力のない者は屈しなくてもよい）。目をはっきり開いて見つめる。詳細は強壮功を参照。

呼吸

鼻から新鮮な空気を吸い込んで、口から濁気を吐き出す。俗に言う〝故《ふる》きを吐いて、新しきを納《おさ》む〟である。呼吸は自然にスムーズにおこなう。

意念

両目で月を注視する。目はあまり大きく開く必要はない。目で月を見ながら意識は丹田に固定する。目が疲れてきたら軽く閉じ、月をイメージしてそのイメージの月を見る。イメージが薄れてきたら、また目を開いて見る。それからまた閉じるという具合におこなう。一〇～二〇日ほどして丹田にしっかりと月を覚え込んだら、もう実際に月を見る必要はない。月をイメージするだけでよい。自身の深い意識と月を結び合わせ、一体化させることで意識を集中させる。これが即ち、古代より言う〝月の精華を採《と》りいれて、人の精神を補う〟である。

月を見てから今度はゆっくりと歩きながら、軽やかな心持ちで星、あるいは北斗を眺めてもよい。

第6章

一般的な疾患に対する気功療法

長年の臨床により、一般的疾患に対する気功の治療範囲はますます広がっている。一九六六年までに、気功療法の適応症はすでに八十種あまりにも上り、いくつかの疾患に関してはその治効率も高い。

たとえば、消化器系の疾患では平均治癒率五二・三パーセント、有効と認められるものは八五パーセント以上にも上る。潰瘍に対する治癒率が最も高く、つぎが胃下垂、胃拡張と続く。神経系の疾患に関しては平均治癒率六二・二パーセント、有効と認められるものは九〇パーセント以上である。他の系統の疾患、たとえば呼吸器系、循環器系、内分泌系、泌尿生殖器系の疾患などにも、みなそれぞれ有効性が認められている。そのなかでも肺結核、高血圧、糖尿病に対する治効率は比較的高い。

癌に対する治療に関してはわが療養院では症例が少なく、まだ二十例足らずであり、ある者には一定の効果が見られたが、ある者には全く効果が見られなかった。今後さらに進んだ研究が必要である。

では以下に、よく見られる疾患に対する気功療法を簡単に整理してみよう。

（内容は全て一九八一年当時のものである。）

1 消化器系疾患

1 潰瘍病

潰瘍は、消化管内でよく見られる疾患の一つで、胃および十二指腸潰瘍といったものがある。伝統的中医学には「潰瘍」という言葉はないが、中医学の臨床でいわれる酸、噯気《あいき》（ゲップ）、嘔吐《おう と》、嘈雑《そうざつ》（胃部の不快感）、胃痛、胃のつかえや胃もたれなどの症候は、この潰瘍と深く関わるものである。ストレスや精神的なショック、あるいは体質的に脾の陽虚・寒であることが潰瘍となる基本的要因であり、飲食の不節制、過度の疲労といったものがその誘因となる。

臨床所見

周期的な上腹部痛。わずかに痛むという程度から激痛まであり、腰と背中、肩にかけて放散痛のあるものもある。胃潰瘍での疼痛は食後三〇分〜一時間後に始まり、一〜二時間持続してしだいに消失する。十二指腸潰瘍での疼痛は、空腹時に多くおこり、食事により消失するもので、多くは夜中に痛む。このほか、胸やけ、噯気《あいき》（ゲップ）などはよく見られ、悪心《おしん》、嘔吐も時に出現する。

気功治療

主要功法

内養功。食欲不振や食事量の減少、体重減少を訴える場合は第二呼吸（吸—吐—止）を用いる。食事に関して異常はないが、胃酸が多く、痛みや胃が重いと訴える場合は第一呼吸（吸—止—吐）を用いる。体の虚弱な者は臥式を主とし、坐式を補助として用いる。毎日四〜六回、一回の練習を三〇〜六〇分とする。毎日の仕事に忙しい者は、朝仕事を始める前や夕方仕事が終わってからの時間を利用し、毎日二〜三回、一回に三〇〜六〇分の練習でよい。

功法の組み合わせ

①放松功：内養功の準備として放松功を何分かおこなう。
②保健功：叩歯《こうし》、漱津、丹田のマッサージ、和帯脈等を組み合わせておこなう。
③虚明功：坐式あるいは臥式で静呼吸、意守丹田。
④太極内功：導引運気法。これは治療効果をさらに高めることになる。
⑤太極拳あるいは気動功。

2 胃下垂

これは多くの場合、先天的な内臓下垂あるいは飲食の不節制、感情バランスの乱れ、胃気の失調、脾の運化作用の乱れ、また過度の虚弱や中焦[*1]を働かせるための気（エネルギー）が不足することによっておこるものである。胃下垂では、胃の位置が普通に比べて低くなるため、蠕動は緩慢となり収縮力も低下する。食物は停滞しがちとなり、さまざまな機能障害をもたらす。

臨床所見

食欲不振、腹部膨満感や胃もたれ、噯気《あいき》（ゲップ）、胸やけ、下腹部の突出、心窩部の異常な陥下。多くは便秘、全身の倦怠感、無力感を伴い神経症状を呈す。頭痛、めまい、睡眠不足等を訴える。

気功治療

主要功法

内養功第一呼吸あるいは第二呼吸。仰臥位を主とする。尾高式（臀部の下に座布団等をあてがい高くしておこなう）でおこなってもよい。胃が上に移動し、正常位置に近くなってから、坐式の練習を適度に加える。

功法の組み合わせ

①保健功：腹部のマッサージ、叩歯、攪海《かくかい》（舌動）および和帯脈など。

②保健体操：腹筋運動、腕立ての姿勢をしばらくキープした状態で腹筋を鍛える。

③太極拳。

3 慢性胃炎

慢性胃炎は、消化器系疾患ではよく見られる症状の一つである。その主因は、飲食の不節制により、脾や胃が障害され脾の運化[*2]がうまくいかず、食べたものをうまく消化できないためで、胃の痛み、膨満感、消化不良といった症状を現わす。また、精神の憂鬱が肝気[*3]を滞らせ、胃を障害する場合もある。こうして胃の機能・脾の運化作用が失調・低下して、腹部膨満感やつまった感じ、胸やけ、噯気《あいき》（ゲップ）、胃の痛み等の症状を訴えるようになる。

＊1 中焦：中医学では、体幹を横隔膜から上、横隔膜から臍、臍から下という具合に分け、それぞれ上焦・中焦・下焦とする。上焦は心・肺、中焦は脾・胃、下焦は腎・膀胱がそれぞれ中心になって、それぞれ呼吸・循環、消化・吸収、排泄を主に司っているとされる。

＊2 脾の運化：脾の主要機能の一つで、飲食物から気・血・津液を作り出し、津液を吸収・運搬する働き。

＊3 肝気：肝の精気。

臨床所見

慢性胃炎は、臨床上表層性（胃の粘膜は赤く充血）、萎縮性（胃の粘膜は薄くザラザラになる）、肥厚性（胃粘膜の筋肉が緊張して分厚く見える）という三つの型に分類される。このうち表層性の症状は一定したものはなく、胃の部分の間断的な不快感、膨満感や軽微な痛み、さらに、冷たい物や硬い物を食べると急性発作をおこすものもある。萎縮性では食欲減退、食後の腹部膨満感、胃の部分の鈍痛や身体の衰弱を見る。肥厚性ではしばしば頑固な胃痛をその特徴とする。

気功治療

主要功法

内養功第一呼吸、あるいは第二呼吸。意守丹田。この場合原則として消化不良、食欲不振、体重減少を見る者は第二呼吸法を用い、軽微な痛み、上腹部の不快感はあるが消化系統一般は正常である場合は、第一呼吸法を用いる。毎日四～六回[*4]、一回に三〇～六〇分おこなう。

功法の組み合わせ

①保健功：腹部のマッサージ、腎のマッサージ[*5]、夾脊功《きょうせきこう》。

②太極内功：導引運気法。
③太極拳。

4 常習便秘

便秘とは大便が滞り排便に困難をきたすことであるが、中医学では多く大腸の蠕動運動の低下によっておこるとする。また膵臓、胃および腎の機能異常とも一定の関係がある。

臨床所見

大便の滞り、排便困難、食欲減退、口のなかが苦い、悪心、下腹部疼痛、憂鬱感を伴うこともある。

気功治療

主要功法

内養功第二呼吸。意守丹田。毎日四～六回、一回に三〇～六〇分おこなう。

＊4 一日四回とは、朝、午前中、午後、夜、一日六回とは、起床前、午前中二回、午後二回、就寝前一回のこと。
＊5 九八ページの腰のマッサージを参照。両手で腰を擦る。

功法の組み合わせ

①松静功[*6]

②保健功：下腹部のマッサージ、叩歯《こうし》、漱津《そうしん》。

③太極拳。

5 幽門狭窄症

この症状は潰瘍疾患の患者に多く見られる。潰瘍が幽門部付近にできた場合、その充血、水腫《すいしゅ》、あるいは痙攣によって発症する。また胃潰瘍が治った後、幽門部の傷跡が収縮することによっても発症することがあり、ひどい場合は幽門部が閉塞してしまうこともある。また、胃癌の増殖により、幽門部が圧迫され狭窄する場合もある。

さらに、神経症の患者では、幽門部分には何の異変もみられないのに、胃腸機能の障害により幽門部が痙攣してぐっとしまり、胃の内容物が十二指腸に移動するのを妨げることもあるが、ここでは潰瘍による幽門狭窄についてのみ述べることにする。

臨床所見

噯気《あいき》（ゲップ）、臍上の上腹部膨満感、とくに食後その症状が悪化する。不定期的な上腹部痛、つねに嘔吐を催し、時には一～二日前の食物（酸味が強く腐臭を有する）を吐く場合もある。

気功治療

主要功法

内養功第一呼吸、仰臥位あるいは右側臥位でおこなう。毎日四～六回、一回に三〇～六〇分おこなう。

功法の組み合わせ

①松静功：痛みが比較的強い場合、松静功によって疼痛を緩解《かんかい》することができる。

②保健功：丹田のマッサージ、和帯脈、叩歯、攪海、漱津など。

③太極拳。

6 腸結核

腸結核は、臨床上潰瘍型と増殖型の二種が見られるが、増殖型はまれなのでここでは割愛する。

潰瘍型の腸結核は、隔離をされていない肺結核患者、あるいは隔離されていない肺結核患者と密

＊6 松静功：虚静功のこと。

接に接触する者に多く見られ、多くの場合、結核菌が経口的に進入し、腸内に達して感染発病する。結核菌はリンパ組織を侵襲しやすく、回盲部（盲腸あたりのこと。小腸と大腸の境界部）のリンパ組織が最も豊富であるため、この部に発生しやすい。さらに、結核菌がこの回盲部にとどまる時間が比較的長いということも、この部に感染をきたしやすい条件となっている。

臨床所見

食欲不振、悪心、嘔吐、腹部脹満、腹痛、多くは右下腹部、時に臍周辺、多くは食後疼痛。下痢、便秘、あるいは下痢と便秘が交互に現われたりする。時に発熱、体重減少と慢性の病相を呈するものもある。

気功治療

主要功法

内養功第二呼吸。意守丹田。体力のない者は臥式を主とし、坐式を補助的に用いる。体力の比較的ある者は坐式を主とし、臥式を補助的に用いる。毎日四〜六回、一回に三〇〜六〇分おこなう。

功法の組み合わせ

①太極内功。

②保健功。
③太極拳。

7 胃切除後の症候群

この症状は、胃の大部分を切除した後、胃腸の解剖生理機能が変化したためにおこる一群の臨床症状をいう。

臨床所見

潰瘍、胃癌などの疾患により、胃切除手術をおこなって四～五日後、時には数週間から数カ月後、腹部脹満、腹痛、腹鳴（腹がグーグー、ゴロゴロと鳴る）、下痢などの症状が現われる。吐物はつねに未消化の食物で、時には胆汁を吐く場合もある。食後すぐに下痢をする者もある。めまい、発汗、無力、体重減少、あるいは貧血、末梢神経炎や筋肉の無力症状を見ることもある。

気功治療

主要功法

内養功第一呼吸。意守丹田。右側臥位、あるいは仰臥位を主とし、補助的に坐式を用いる。毎日四~六回、一回に三〇~六〇分おこなう。

功法の組み合わせ

①松静功。
②保健功。

8 慢性腸炎

腹痛、下痢、膿血便といった症状を有し、慢性的経過をたどるものをすべて慢性腸炎という。臨床上よく見られるものは、慢性赤痢、アメーバ赤痢、原生虫性腸炎、腸結核、消化不良性の下痢などで、中医学では脾・胃・大腸・小腸や肝・腎といった臓腑[*7]と関連があるとする。

臨床所見

腹痛、多くは臍の周囲、あるいは下腹部に現われる。軽い場合は、持続的あるいは間断的に軽微な痛みを発する程度だが、重症の場合はねじれるような痛みを訴えたりする。また、痛みの発現と同時に下痢を催し、排泄後消失、あるいは軽減するといったものもある。下痢には種々さまざまなものがあり、軟便程度のもの、比較的水分の多いもの、水様便、あるいは膿血便のときもある。多くの場合、腹部の異常な脹満、食欲不振等を伴う。

気功治療

主要功法

内養功第一呼吸。意守丹田。体力のない者は臥式を主とし、比較的体力のある者は坐式を主とする。毎日四～六回、一回に三〇～六〇分おこなう。

功法の組み合わせ

①松静功：腹痛のある場合におこなうのがよい。腹部の筋肉の緊張を緩めることに注意する。
②保健功：腹部のマッサージ、丹田のマッサージ、叩歯、攪海、漱津など。
③太極拳。

9 慢性虫垂炎

慢性虫垂炎は、急性虫垂炎が根治せずに残った慢性炎症で、発作を繰り返す。軽度の虫垂炎から慢性的経過が現われるものもある。

***7 臓腑**：臓＝肝、脾、肺、心、腎。腑＝胆、胃、大腸、小腸、膀胱、五臓六腑の場合は、腑に三焦（四九ページ参照）が加わる。

臨床所見

右下腹部の反復的な発作性の疼痛、多くは軽微な痛みだが、激痛のあるものもある。疼痛発作は多くの場合、激しい運動、あるいは飲食の不節制と密接な関係があり、腹部脹満、噯気《あいき》（ゲップ）、食欲不振など消化不良症状を伴うことが多い。

気功治療

主要功法

内養功第一呼吸。意守丹田。

功法の組み合わせ

①保健功：腹部のマッサージ、丹田のマッサージ。

②太極拳。

10 消化不良

消化不良は種々の全身性疾患、あるいは消化器系の疾患によっておこる胃腸機能の減退で、消化力が低下し、摂取した食物を十分に消化吸収できないというものである。

臨床所見

食欲不振、食事量の減少、食後上腹部の異常な膨満感、噯気《あいき》（ゲップ）、胸やけ、軟便、体重減少、脱力感、気力減退を見る。消化不良は、糖消化異常による発酵性消化不良とタンパク消化異常による腐敗性消化不良に分けられる。発酵性消化不良では、大便は水様便、あるいは糊状便を呈し、腹鳴（腹がグーグー、ゴロゴロと鳴る）、腹部脹満、ガスを多く発し、一日に数回から十数回に及ぶ。糊状便の場合、多くは泡沫便である。腐敗性消化不良では軟便で特有な臭いがある。

気功治療

主要功法

内養功第一呼吸。意守丹田。臥式を主とし、補助的に坐式を用いる。毎日四～六回、一回に三〇～六〇分おこなう。

功法の組み合わせ

①保健功：腹部のマッサージ、丹田のマッサージ、和帯脈、攪海、漱津。
②松静功。
③太極拳。

11 急性肝炎

この疾患はウイルスによる伝染性疾患の一つで、臨床上黄疸《おうだん》のあるものとないもの等の型に分類できる。中医学では、黄疸のないものは、抵抗力が弱まったことで、湿邪[*8]が体内に進入し、加えて飲食の不節制により胃に滞っていた食物の湿にこの湿邪が加わって熱を発したため、脾の消化機能が低下し、肝臓の解毒作用が働かなくなって発病するのだとする。

黄疸型は、まず飲食の不節制と外からのウイルスによって脾胃が障害され、それにより、水湿から栄養を抽出して全身に運ぶ働きができなくなってしまうこと。胃に溜まった水分は、外からの邪毒の影響で熱を発するようになり、その熱が肝胆にひどく影響するようになる。つまり、湿熱がとどまって肝・胆を障害するために黄疸を発するのだとする。

臨床所見

発熱、食欲不振、悪心、嘔吐、腹部脹満、下痢、頭痛、無気力感、脱力感、肝臓部の疼痛、肝臓の肥大、黄疸（ある場合とない場合がある）など。

気功治療

主要功法

内養功。臥式あるいは坐式で第二呼吸法。意守丹田。毎日三~四回、一回に三〇~六〇分。

功法の組み合わせ

①放松功。

②太極内功：臥式あるいは坐式、自然呼吸で意守命門（呼吸に合わせて意識を命門と湧泉間で移動させること）。

③保健功。

④行歩功。

12 慢性肝炎

この症状は多く急性肝炎からの移行によるもので、よく見かける消化器系疾患である。中医学では、本病は感情の乱れによって、肝の機能が停滞し、脾が食物の正常な消化吸収、栄養運搬の働きができなくなるためにおこるのだとする。現代医学では、急性肝炎で六カ月以上経過するも

＊8 湿邪：漢方医学における外部からの疾病の原因である六淫《りくいん》の一つで、体外の湿気の強さにより、体表、関節、筋肉が侵され、四肢倦怠、軽い浮腫、だるい痛みなどをおこす。また、体内で湿気が胃腸に停留し、水分代謝が悪くなることにより渋り腹（便意があるのに便が出ない、また便が出ても少量しか出ないという状態のこと）や泥状便などをおこす（https://www.pharm.or.jp/dictionary/wiki.cgi?%E6%B9%BF%E9%82%AA　日本薬学会〈2008・4・14掲載〉）。

のを慢性肝炎とする。長期にわたって胆石、胆道閉鎖症、胆道ジスキネジーといった胆道の疾患を持つもの、胃および十二指腸潰瘍なども本病発症の起因となる。

臨床所見

食欲不振、腹部脹満、噯気《あいき》（ゲップ）、悪心、下痢、気力減退、めまい、睡眠障害、全身倦怠、肝臓部の異常な疼痛、肝肥大など。

気功治療

主要功法

内養功。臥式あるいは坐式で第二呼吸。意守丹田。毎日四〜六回、一回に三〇〜六〇分おこなう。

功法の組み合わせ

①保健功：腹部のマッサージ、漱津など。
②太極内功：臥式あるいは坐式、自然呼吸で意守関元。[*9]
③太極拳。

13　肝硬変

この症状は肝細胞の変性、壊死、再生と線維組織の増殖という経過の病変で、全身慢性疾患である。肝硬変の分類は複雑だが、習慣上、病理、病因に従って分類される。肝炎、栄養不良、中毒といったものがよく見られる病因である。

臨床的所見は数多くあり、病態の軽重によっても異なる。経過は比較的長く、緩慢な進展を示す。肝臓の一部が悪くなっても、肝臓の別の部分がその働きを代償し、病状の安定している初期では、症状・異常所見ははっきりしない。

臨床所見

よく見られる症状として、食欲減退、悪心、嘔吐、腹部脹満、体重減少、脱力感、腹壁静脈の怒張（腹部に静脈が浮かび上がってくること）、腹水、クモ膜状血管腫、脾臓肥大、肝臓は早期に肥大するが後には縮小するなど。

＊9　**意守関元**：関元は経絡のツボとしては任脈に属し、臍下九センチくらいにある。意識をこの関元に集中すること。

主要功法

内養功、臥式あるいは坐式で第二呼吸。意守丹田。毎日三～五回、一回に三〇～六〇分おこなう。

功法の組み合わせ

①強壮功：坐式あるいは立式、自然呼吸で意守丹田。
②放松功。
③太極内功：臥式あるいは坐式。自然呼吸で意守関元。
④太極拳。

14 慢性胆嚢炎

この症状は、急性胆嚢炎からの移行によることもあるが、以前に一度も急性発作を見ない場合が多い。胆汁の鬱積、胆道感染、結石と関係し、その病理的変化は胆嚢壁の肥厚、嚢腔の縮小で、結石のある場合もある。

臨床所見

腹部膨満（軽度～重度）、右上腹部の疼痛。疼痛は鈍痛で持続性、しばしば右肩甲部に放散する。吐酸、噯気《あいき》（ゲップ）、悪心、油っこい食物を嫌うなど。

気功治療

主要功法

内養功、臥式あるいは坐式で第二呼吸。意守丹田。毎日三～五回、一回に三〇～六〇分おこなう。

功法の組み合わせ

①放松功、松静功より一つ選んでおこなう。
②保健功：いくつか選んでおこなう。
③太極内功：臥式あるいは坐式。静呼吸（自然呼吸）で意守関元。
④行歩功。

2 心臓・循環器系疾患

1 虚血性心疾患（冠状動脈性心疾患）

虚血性心疾患というのは、冠状動脈のアテローム硬化による疾患をいう。中医学では、このような名称はないが、「胸痺《きょうひ》」「心痛《しんつう》」「厥心痛《けっしんつう》」といった範疇に属する疾患である。これらは内因、外因のそれぞれの作用によって、心、肝、脾、腎の働きが低下したり、あるいは機能失調をおこして気や血が滞って胸の部分を温めることができなくなったり、経絡を流れる気が滞ったりすることで生じる痛みなどの病理変化および症候を指す。

虚血性心疾患は臨床上、無症状性虚血性心疾患、狭心症、心筋梗塞、心不全、不整脈などの型に分類できる。

1　無症状性虚血性心疾患

臨床所見

臨床的症状はほとんどないが、安静時の心電図に心筋の虚血状態が明確に現われる。

気功治療

主要功法

強壮功、立式あるいは坐式でおこなう。自然呼吸で意守丹田。毎日三〜五回、一回に三〇〜六〇分おこなう。

功法の組み合わせ

①放松功、虚明功の散功、松静功のうち適当なものを一つ選んでおこなう。
②太極内功：立式あるいは坐式。自然呼吸で意守命門。
③保健功。
④太極拳。

臨床所見

典型的なものは労働、興奮、寒冷、飲食などの誘因により、突然、胸骨の上、中段内部に疼痛を発する。疼痛の性質は、圧迫感のあるもの、呼吸困難を呈するもの、あるいは絞扼《こうやく》感《かん》（締め付けられるような感じ）を伴うものが多く、一～五分持続するが、五分以上に及ぶものはまれである。ニトログリセリンの服用で緩解《かんかい》する。

気功治療

主要功法

強壮功、坐式で自然呼吸。意守丹田。毎日三～五回、一回に三〇～六〇分おこなう。

功法の組み合わせ

①松静功、虚明功の散功、放松功のうち適当なものを一つ選びおこなう。
②虚明功：坐式で呼吸は神駁《しんぎょ》気《き》行足踵法《こうそくしょうほう》（一九四ページ参照）を用いる。意守丹田。
③保健功：いくつか適当に選んでおこなう。

④太極拳。

3 心筋梗塞

臨床所見

多くの場合、突然の疼痛があり、その位置、性質は狭心症とほぼ同じだが、その程度は激しく、何時間、何十時間にも及ぶ場合がある。ショック、心拍の衰弱、不整脈および心臓自体の所見をつねに伴う。心電図の異常変化が認められる場合が多い。

気功治療

急性の場合、松静功のようなものを適当におこなうにとどめ、感情の安定をはかり、緊張状態を除くようにすると、心身の休息、症状の安定に効果がある。亜急性あるいは慢性期の心筋梗塞の場合は、狭心症の方法に準ずる。

4 心不全

臨床所見

═主要なものは心臓肥大、拍動衰弱、不整脈などである。

気功治療

═狭心症に同じ。

5 不整脈

臨床所見

═心室頻拍、期外収縮、心房細動、上室頻拍など。

気功治療

主要功法

強壮功、坐式で自然呼吸。呼吸に合わせて、意識の焦点を移動させ、気を丹田に導くようにする。毎日三〜五回、一回に三〇〜六〇分おこなう。

功法の組み合わせ

①行歩功。

②放松功、虚明功の散功。心身のリラックスを誘導して、期外収縮を減少させる。

2 高血圧症

高血圧症は、上位中枢神経の機能失調を主因とする全身性の疾患である。臨床上重要な所見は、血圧の上昇、および肩こり、頭重感、めまい、動悸、息切れといった神経症状である。高血圧に伴う続発性の疾患は多く、しかも重症である。中医学においては、高血圧という名称はないが、その病因、症候、およびその防止については記載があり、肝病の範疇に属する。

臨床所見

めまい、頭痛、頭のはればったい感じ、ふらふらする、顔面紅潮、目がくらくらする、耳鳴り、血圧の上昇、舌質絳紅《ぜっしつこうこう》、[*10] 脈弦[*11]など。

気功治療

主要功法

強壮功。坐式あるいは立式で自然呼吸、または深呼吸（吸うときに胸、腹を膨らませながらおこなう深い呼吸）を用いる。吸気は短く呼気を長くしてもよい。立式の場合は意守湧泉（湧泉に意識を集中する）、坐式の場合は意守丹田。毎日三～五回、一回に三〇～六〇分おこなう。

功法の組み合わせ

①松静功：散功、放松功より選んでおこなう。
②太極内功：坡臥式（靠式）で命門連線意守法、または意守解谿法《いしゅかいけいほう》を用いる。
③虚明功：臥式あるいは坡臥式で神馭気行足踵法を用い、意守運丹。
④保健功：いくつか適当に選んでおこなう。
⑤行歩功あるいは気動功。
⑥意気功。
⑦太極拳。

3 原発性低血圧

自律神経の失調が本症において重要な位置を占める。

臨床所見

主要なものは低血圧で、めまい、立ちくらみ、脱力感、睡眠障害などの症状を伴うこともある。あるいは低血圧のみで他の症状を現わさないものもある。

気功治療

主要功法

内養功第一呼吸。臥式あるいは坐式。意守丹田。毎日三～五回、一回に三〇～六〇分おこなう。

功法の組み合わせ

①太極内功：姿勢は内養功と同じで、意守命門。医師の指導を受けて、意守上丹田にして

＊10 **舌質絳紅**：中医学の舌診で、舌の色が通常よりも紅く、その色が濃いもので、熱を表わす。
＊11 **脈弦**：脈形が長くまっすぐで、琴の弦を触れたような脈。

もよい。自然呼吸法でおこなう。

②虚明功：臥式あるいは坐式で、まず神馭気行足踵法を用い、それから神馭気行任督法をおこなう。意守運丹。

③保健功あるいは気動功。

④太極拳。

4 慢性心臓リウマチ性弁膜症

本病は急性心臓リウマチの後遺症で、倦怠感および弁膜症を主とする心臓の病変である。

臨床所見

障害される弁膜の状態によって異なる。併発症のない場合、臨床所見は比較的軽微であるか不明瞭である。併発症のある場合、鬱血性心不全、心房細動、亜急性心内膜炎、塞栓症などが見られる。

気功治療

主要功法

内養功第二呼吸、臥式あるいは坐式で意守丹田。毎日三〜五回、一回に三〇〜六〇分おこなう。

功法の組み合わせ

①強壮功：坐式で深呼吸、意守丹田。
②太極内功：臥式あるいは坐式、自然呼吸で意守命門。
③保健功。
④太極拳。
⑤行歩功。

5 心筋症

原発性もしくは続発性の心筋の病変を主とする疾患である。原発性の場合、今のところその原因は不明である。続発性の場合、多くはウイルス、リウマチ、細菌等の感染および、膠原病《こうげんびょう》に起因する疾患などに現われる。

臨床所見

＝呼吸困難、起坐呼吸、動悸、胸痛、咳、脱力感、水腫、食欲不振、心悸亢進、心肥大、不整脈など。

気功治療

主要功法

強壮功、臥式で意守命門。毎日三〜五回、一回に三〇〜六〇分おこなう。

功法の組み合わせ

①太極内功：臥式、自然呼吸で意守命門。
②太極拳：まず簡化太極拳をおこない、体力のあるものは八八式太極拳をおこなう。
③保健功。

6 レイノー病

神経血管機能の失調によって、四肢末端の細い動脈に痙攣をきたすことによりおこる疾患で、女性に多く見られる。感情のアンバランスおよび寒冷刺激により誘発される。

臨床所見

四肢末端の対称的な間欠性蒼白、チアノーゼ変化が見られ、上肢に多く現われる。手指の脱力感があり、多く対称性である。冷水刺激に触れると皮膚が蒼白となることが多い。一般にまず手指の先端より始まり、波及的に手指全体、掌にまで及ぶ。局部の冷感、麻痺、疼痛および感覚異常を伴う。数分間持続ののち自然に消失し、皮膚の紅潮を見て正常に復する。

気功治療

主要功法

強壮功、坐式で自然呼吸、意守丹田、特に気持ちを落ち着かせることに気をつける。毎日三〜五回、一回に三〇〜六〇分おこなう。

功法の組み合わせ

①放松功、松静功のうち適当なものを選んでおこなう。
②意気功：意識を何度か巡らせた後、患部に集中して持続する。
③保健功：いくつか適当に選んでおこなう。
④行歩功、もしくは気動功。
⑤太極拳。

7 閉塞性血栓血管炎

四肢の細い動脈、静脈を主とする血管の炎症性病変で、多く壮年男子に発する。

臨床所見

経過は長期間かかってゆっくりと進展し、病変部位は多く下肢末端に見られ、虚血時には足部の麻痺、冷感、疼痛、間欠性跛行《はこう》等を訴える。栄養障害期に進行し、上述の症状がさらに悪化する。夜間つねに激痛のため、足をかかえて座らざるを得ず、入眠困難となる。さらに進行すれば、病変部位の皮膚に乾燥、紅潮、筋肉萎縮が見られるようになり、阻血《そけつ》（虚血のこと。組織への血液の遮断がおこる）による壊死に至る場合もある。

気功治療

主要功法

内養功第二呼吸、臥式あるいは坐式で足の指に意守する。毎日三〜五回、一回に三〇〜六〇分おこなう。

功法の組み合わせ

①放松功。
②意気功：意識を何度か運行した後、患部にとどめる。
③行歩功。
④太極拳。

8 リウマチ熱（風湿病）

リウマチは、臨床上よく見られる全身性の疾患である。風湿病（リウマチ）という名称は、最も古くは『素問』に見られ、「風寒湿三気まじわり至りて合し痺となす。その風まさるものを行痺となし、寒気まさるものを痛痺となし、湿気まさるものを着痺となす」（風邪、寒邪、湿邪が交わり合わさると、痛みが生じる。その中で、風邪が強いものは痛みがあちらこちらに移動し、寒邪が強いものは痛みが激しく、湿邪の強いものは痛みが長く続く）とあり、本病が六淫の邪気中、風邪と湿邪に侵された結果であることを示している。

臨床所見

症状は複雑で変化に富む。風・湿それぞれの症状が合わさったように発汗、全身疼痛、悪寒、排尿障害、あるいは身体のむくみ、痛みなどを見、重症の場合は顔面蒼白、貧血、動悸、呼吸切迫、胸中苦悶、不規則な発熱や持続性の微熱等が現われる。さらに、リウマチ性関節炎、心臓病、皮膚の結節性紅斑、リウマチ性舞踏病[*12]などを見ることもある。

気功治療

主要功法

内養功第一・第二呼吸法、坐式、臥式共に用いる。虚明功の坐式、意守丹田。毎日四〜五回、一回に三〇〜六〇分おこなう。

功法の組み合わせ

①保健功。
②行歩功。
③太極拳。

3 神経系疾患

1 神経症（ノイローゼ）

神経症は長期の疲労、過度の思慮、精神的ショック、生活の不規則などの原因により発する機能的疾患である。中医学では、本病は心・脾・腎の三臓と密接な関係があるとする。

臨床所見

本病の症状は多種多様であるが、主要なものは頭痛、めまい、睡眠障害、多夢、健忘、気力減退、焦燥感、憂鬱、煩躁《はんそう》（煩悶し、もだえ乱れる状態）、すぐにかっとする、疑い深い、過敏など。

＊12 リウマチ性舞踏病：小舞踏病、セント・ビータス舞踏病、シデナム舞踏病ともいう。5～15歳の女児に多い病気で、若年の妊婦がかかることもある（妊娠性舞踏病）。リウマチ熱によるものが多いが、約20パーセントは非リウマチ性が占める。ヒステリー性のものを大舞踏病というのに対して、小舞踏病と命名された。

主要功法

強壮功。坐式あるいは立式で自然呼吸、または深呼吸。意守丹田。毎日二〜三回、一回に三〇〜六〇分おこなう。

功法の組み合わせ

①内養功：坐式あるいは臥式で第二呼吸法。
②保健功：静功（強壮功、内養功、放松功、虚明功）を練習した後、全部あるいはいくつか選んでおこなう。
③放松功：強壮功と組み合わせておこなう。まず放松功を何分かおこなった後に強壮功をおこなう。
④太極内功：睡眠障害を主訴とする者は沈気呼吸法、遺精、早漏などの症状の場合には導引運気法を用いる。坐式あるいは立式でおこなう。
⑤虚明功：坐式あるいは臥式。静呼吸で意識を呼吸におく。あるいは散功をおこなう。
⑥太極拳。
⑦気動功。

2 ヒステリー

ヒステリーは神経症的疾患で、多く精神的ショックの後に発病し、女性に多く見られる。

臨床所見

複雑で変化が多く、突然の発作を見る。感情的色彩の濃い症状を多く現わし、泣く、笑う、手足をバタバタさせる。あえぐ、あるいは喚《わめ》いたり歌ったり、黙り込んだりする。時には、一時的に麻痺や失明等の症状が出現することもある。

気功治療

主要功法

誘導気功。この病気の患者は非常に暗示を受けやすいので、気功師がまず言葉で誘導し、つぎに指で一定のツボを押したり、掌で一定の部位をこすったりして、入静に導くというのがいいだろう。

功法の組み合わせ

①強壮功：これにより情緒を安定させ、病人の反応性を矯正することが可能である。

②内養功：坐式あるいは臥式、自然呼吸でおこなう。ポジティブな言葉を選んで心のなかで念ずると、本病発作の予防に効果がある。

3 神経性胃炎

上位中枢神経機能の失調によっておこる胃腸の分泌機能、運動機能の失調を主要所見とする全身性疾患の一つである。

臨床所見

程度により大きく異なる。ノイローゼ的症状のほか、胃腸症状の主要なものとして、胃痛、胸やけ、噯気《あいき》（ゲップ）、食欲不振、悪心、嘔吐、腹痛、腹部膨満感、下痢など。

気功治療

主要功法

内養功、坐式あるいは臥式で第二呼吸法を用いる。毎日三～四回、一回に三〇～四〇分おこなう。

功法の組み合わせ

①保健功：腹部のマッサージ、攪海、漱津など、より適当なものを選んでおこなう。
②太極内功：坐式あるいは臥式で内転呼吸法[*13]を用いる。
③太極拳。
④行歩功。
⑤気動功。

4 心臓神経症

神経症の一種である。臨床上器質的病変を伴わない心拍の乱れは、機能的疾患の範疇に属するが、慣習上、心臓神経症には含まれない。

臨床所見

一般のノイローゼ症状のほか最もよく見られる症状は、心悸亢進、心臓部疼痛、息切れ、脱力感など。疲労、感情の激動ののち、上述の症状の悪化を見る。

＊13 **内転呼吸法**：吸う息とともに気を丹田の中心に降ろし、そこで十分に充実させた後、臍を中心に意念でその気を回転させる。最初に右まわりでしだいに大きくなるように三六回。つぎに左まわりでしだいに小さくなるように二四回。

気功治療

主要功法

強壮功、坐式で自然呼吸法。毎日四～六回、一回に三〇～六〇分おこなう。

功法の組み合わせ

①内養功：坐式、第一呼吸法を用い、息を止める時間を少し短めにする。意守丹田。
②放松功。
③太極内功：坐式、意守命門、自然呼吸でおこなう。
④太極拳。
⑤行歩功。

5 末梢神経障害

多発神経障害ともいい、全身感染、代謝障害、毒物の接触によって発症するが、原因は不明で慢性的経過をたどるものもある。

臨床所見

典型的なものは、左右対称的に四肢末端に手袋状、靴下状の感覚障害部位が分布することと、運動障害である。感覚では、つねに手足の指に疼痛、麻痺、蟻走感《ぎそうかん》（皮膚の上を蟻が這っているような感覚）等の異常を見る。運動方面では、病変部の圧痛、筋張力の低下、重症の場合は、腕、肘、踵《かかと》、膝などの関節症状が出る。病変部位の筋力は低下し、腱反射[*14]は減退もしくは消失する。筋萎縮が出現することもある。

気功治療

主要功法

内養功第二呼吸、坐式あるいは臥式で、呼吸に合わせて丹田を意識する。毎日四〜五回、一回に三〇〜六〇分おこなう。

功法の組み合わせ

①保健功。
②太極内功：坐式あるいは臥式、自然呼吸を用い、多竅連線意守《たきょうれんせん》[*15]。
③太極拳。

---

*14 **腱反射**：太い骨格筋につながる腱を筋が弛緩した状態で軽く伸ばしハンマーで叩くと、一瞬遅れて筋が不随意に収縮する反射。
*15 **多竅連線意守**：意識をどこか一点に固定するのではなく、経絡上のいくつかの重要なポイントを意守する。あるいは意守湧泉法のように、重要なポイントを結ぶ線に沿って流動的に意守していくこと。

④行歩功あるいは気動功。

6 進行性筋ジストロフィー

本病は遺伝的因子を認め、四肢の末端部より筋肉症状が対称的に現われ、筋の萎縮と無力症状を伴う疾患である。筋線維間の結合組織の増殖と、脂肪の蓄積により仮性肥大[*16]を見る。

臨床所見

腓腹筋《ひふくきん》（ふくらはぎ）、棘下筋《きょっかきん》（肩甲骨のところにある筋肉、上腕骨に付着する）、三角筋《さんかくきん》（肩と上腕骨をつなぐ筋肉）の仮性肥大、歩行困難を示し、アヒル状歩行が見られる。階段の上り、かけ足、上腕の上げ下げに困難を示し、眼瞼《がんけん》下垂《かすい》が見られる。重症者では麻痺症状、心臓の症状も現われる。

気功治療

主要功法

保健功、正常な活動を維持し、病勢の進展を緩慢にするのに有効。

功法の組み合わせ

①行歩功。
②太極拳。

7 脊《せき》髄《ずい》癆《ろう》（梅毒に起因する中枢神経系統の慢性疾患）

本病は神経梅毒疾患で、脊髄神経後根《こうこん》（脊髄神経のうち求心神経《感覚神経》が脊髄に入り込む神経根）と後索《こうさく》（脊髄神経内部にあり、感覚神経を通して伝えられた情報を脳に伝える神経の束）の障害を主要なものとする。

臨床所見

下肢疼痛、しばしば高湿度により症状は悪化する。重症者では、下肢の色々な部位に突発的に激痛が走る。自分の足がなくなったような感じがして、歩行困難を示す。排尿困難、インポテンツ、激烈な腹痛、悪心、嘔吐などの内臓症状を見るものもある。

気功治療

主要功法

＊16 **仮性肥大**：筋力低下と筋萎縮により、筋肉が再生されなくなり、脂肪や結合組織が増えることで筋肉が異常に太くなること。

内養功第二呼吸、臥式あるいは半臥式で意守丹田。毎日四～六回、一回に三〇～六〇分おこなう。

功法の組み合わせ

①意気功：意識を四～五回運行させて後、脊髄の病変部にとどめる。
②保健功：適当にいくつか選んでおこなう。
③太極拳。
④太極内功。

8 自律神経失調症

自律神経は、末梢神経と中枢神経の両部分に分かれる。その主な機能は、分泌腺、平滑筋《へいかつきん》と内臓活動の支配で、末梢部の交感神経と副交感神経に失調をきたすと一連の症候群が出現する。

臨床所見

〓頭重、のぼせ、めまい、血圧異常、心悸亢進、多汗、頻脈または徐脈などが見られる。

気功治療

主要功法

強壮功、自然呼吸、坐式あるいは臥式でおこなう。意守丹田。毎日四～五回、一回に三〇～六〇分おこなう。

功法の組み合わせ

①内養功：坐式あるいは臥式、第一呼吸法と第二呼吸法を交互に用いる。
②太極内功：坐式あるいは臥式。意守丹田。導引運気法を用いる。
③保健功：適当にいくつか選んでおこなう。
④太極拳。
⑤行歩功。

9 脳血管疾患の後遺症

脳血管疾患というのは、脳内の動脈あるいは頸部動脈の病変による、脳の限局性血液循環障害をきたす急性・亜急性の脳障害の疾患である。

臨床所見

〓脳血管疾患は、その急性期を経過すると、多くの場合半身不随、偏視（力を抜いた普通の状態で、両眼球が左右どちらか一方に向いている状態）、顔面のゆがみ、言語障害等が見られる。上述の症状は長期間にわたって継続し、いわゆる脳血管疾患の後遺症を形成する。医療過誤や早期治療を施さなかったなどの場合、あるいは重篤な場合では生涯にわたり障害を残す。

気功治療

主要功法

強壮功、坐式で自然呼吸。意守丹田。毎日四〜五回、一回に三〇〜六〇分おこなう。

功法の組み合わせ

①保健功：病状により適当にいくつか選んでおこなう。
②太極内功：坐式、血圧の高い者は意守湧泉、血圧の低い者は意守命門。
③意気功：意識を何周か運行させて後、四肢の病変部にとどめる。
④行歩功：動ける者はこれをおこなう。
⑤太極拳：病状により適当に選んでおこなう。

10 心因性難聴

本病は神経機能の失調によっておこるので器質的病理的変化*17は伴わない。

臨床所見

- 聴力の減退。

気功治療

主要功法

内養功、臥式あるいは坐式で第一呼吸法を用い、意守丹田。毎日三〜五回、一回に三〇〜六〇分おこなう。

功法の組み合わせ

①強壮功：臥式あるいは坐式。自然呼吸で意守丹田。
②保健功：耳功《じこう》、耳輪《じりん》のマッサージ、鳴天鼓《めいてんこ》。
③太極内功：臥式あるいは坐式。自然呼吸で意守命門。
④意気功：意識を何周か運行させて後、耳部にとどめる。
⑤行歩功。
⑥太極拳。

＊17 器質的病理的変化：検査して見つかる異変のこと。このような器質的病理変化がないものを機能的疾患と呼ぶ。

11 脳の動脈硬化

本病は、動脈に発する退行および増殖性の病変で、血管壁の肥厚と硬化による血管の狭窄が、供給血液に影響することによって一連の神経症状を発する疾患である。

臨床所見

主要症状は虚血性のめまい、頭痛、のぼせ、健忘、情緒不安定などで、意識の突然の喪失、失語、麻痺、痴呆、精神異常、行動異常などが見られる場合もある。

気功治療

主要功法

強壮功、坐式で自然呼吸、意守丹田。毎日三～四回、一回に三〇～六〇分おこなう。

功法の組み合わせ

①太極内功：坐式、意守命門。血圧の高い者は、意守《いしゅ》解谿《かいけい》で自然呼吸を用いる。
②保健功：腎のマッサージ、鳴天鼓、太陽穴[*18]へのマッサージ。
③行歩功。

④太極拳。

12 筋緊張性頭痛

この症状は、精神的要素によっておこる頭・頸部筋肉の持続性収縮と、その部に相応する動脈の持続性拡張によっておこる頭痛なので、「筋収縮性頭痛」ともいい、慢性頭痛に最もよく見られる型である。本症の発症は焦燥感、緊張、疲労等の諸要素と関係する。

臨床所見

頭痛を主とし、疼痛部位は後頭部、あるいはこめかみ部が最も多く、多くは圧迫的な疼痛があり、しばしば頭重、頭脹、めまい等の症状を伴う。持続的な疼痛を本病の特徴とする。

気功治療

主要功法

強壮功、坐式で自然呼吸、意守丹田。毎日三〜五回、一回に三〇〜六〇分おこなう。

＊18 太陽穴：こめかみ部の中央のツボ。

功法の組み合わせ

①松静功、虚明功の散功、放松功のうち適当なものを選んでおこなう。
②太極内功：坐式で意守解谿。
③保健功：適当なものをいくつか選んでおこなう。
④気動功。
⑤行歩功。

4 呼吸器系疾患

1 肺結核

本病は、結核菌の感染による肺疾患で、中医学では「肺癆《はいろう》」と呼び、気血の虚弱と「癆虫《ろうちゅう》」の感染により発病するとする。ここでいう「癆虫」が結核菌である。本病発症において重要なものは肺虚（呼吸器系の機能低下）で、結核菌の侵入によって肺を冷やす気（肺の陰気）が損傷を受け、肺を働かせている気を消耗していく。このときは肺の局部症状が見られるが、病変の経過においては、肺（呼吸器系）から脾（消化吸収）、腎などの臓に伝えられて、肺・脾の機能低下、肺と腎を冷やす力が弱くなる（肺腎の陰虚）、冷やす働きが弱くなり相対的に温める働きが強くなる（陰虚火盛）などに進展していく。

臨床所見

咳、痰、胸痛、喀血、呼吸困難、発熱、寝汗、脱力感、食欲不振、るい痩（ひどくやせる）、生理不順。活動性肺結核[*19]では中毒症状を現わす。

気功治療

主要功法

活動性肺結核では強壮功。自然呼吸で坐式を主とするか、虚明功で自然呼吸。意守丹田法を用いる。毎日四～六回、一回に三〇～六〇分おこなう。潜在性結核感染症では、内養功第一呼吸、あるいは第二呼吸を用い、坐式を多くして臥式を少なめにする。毎日四～六回、一回に三〇～六〇分おこなう。

功法の組み合わせ

＊19 活動性肺結核：肺結核は、潜在性結核感染症と活動性結核の二つに分類される。前者は感染しても、免疫機能が結核菌を封じ込めるために発症することはないが、後者では発症を見る。

潜在性結核感染症では太極拳をおこなうのもよい。活動性の場合は、ベッドの上でおこなう保健功を適当に選んでおこなう。

2 慢性気管支炎

この症状は冬期に多発し、風邪や寒邪に冒されたり、あるいは排気ガス、粉塵などが主要な誘因となったりする。内因の主要なものは肺・脾の機能低下である。急性気管支炎から慢性気管支炎に移行する場合もある。中医学では、本病は内傷咳嗽《がいそう》[*20]に相当する。病変の主要部位は肺・脾で、脾の機能が低下して、飲食物から得た栄養物質を人体に必要な気・血・津液《しんえき》（栄養を含んだ水分）に作り変え、そのうちの津液を吸収し運搬するという働きが弱まるために、津液が胃に滞り、やがてはそれが痰に変わる。この痰が上に上がって気道をふさぐと、肺が気や津液を下に降ろさなくなるために、気を昇降させる作用が失われる。このために咳・痰が出る。もし病が長引けば、気虚（体に必要なエネルギーが不足する）から陰虚[*21]となり、腎の、体を温める作用が不足して、水寒（寒痰のことと考えられる）が肺を冒すため重症の咳・喘鳴《ぜんめい》を発する。

臨床所見

咳、痰、喘息。

気功治療

主要功法

内養功第二呼吸。意守丹田。坐式、臥式共に用いる。

功法の組み合わせ

簡化太極拳、気動功、行歩功。

3 気管支拡張症

本病は、末梢線維組織の引っ張りにより、気管支にゆがみや変形が生じ、また気管支遠位部に空気と痰が蓄積して、気管内圧が上昇するために生じる。

臨床所見

＊20 内傷咳嗽：中医学では、病を外因性のものと内因性のものに大きく分け、それぞれ「外感」、「内傷」と区別する。外因性のものというのは現代風にいうとさまざまな感染症、内因性のものとはストレス、不摂生等による疾患のことで、「内傷咳嗽」でストレス、不摂生によっておこった咳嗽という意味になる。

＊21 陰虚：肺の陰液（精・血・津液を含む、栄養を豊富に含んだ体液のこと）の不足によって、口が渇く、咳が出やすい、痰が出ない、声がかすれるなどの症状が出る。陰虚により陽が異常に強くなって、体の内部に熱（内熱）が生じ、掌と足の裏が熱い、ほてり、潮熱（午後か夜の決まった時間に発熱する）、寝汗の症状が出る。

咳、喀血、大量の膿痰など。

気功治療

軽症の場合は気管支炎と同じで、重症の場合は肺結核に同じ。

4 珪肺《けいはい》

珪肺は、塵肺《じんぱい》の一種で職業病である。石切工、鉱夫、および石粉、ガラスなどを製造する職人に見られる。二酸化珪素の粉塵を高濃度に含む空気の吸入によって肺胞上皮に生ずる結節性の線維化で、ひいては全身虚弱、呼吸機能減退をきたす慢性疾患である。健康への危害は非常に大きい。中医学では「珪肺」の病名はないが、「石沫傷肺」という表現がある。

臨床所見

発病は緩慢で、咳、喀痰、血痰、胸が痛く苦しい、呼吸困難、心悸亢進（心臓の鼓動が平常よりも速く強くなる）、脱力感。結核を伴う者には潮熱（午後か夜の決まった時間に発熱する）、寝汗などが見られる。

気功治療

主要功法

内養功第二呼吸、坐式、臥式共に用いる。もし呼吸を止めることができない場合は、強壮功の自然呼吸あるいは深呼吸を用いてもよい。毎日四〜六回、一回に三〇〜六〇分おこなう。

功法の組み合わせ

保健功、行歩功。

5 気管支喘息

本病は、発作性の喘息を主とする気道の疾患である。中医学では「邪が六腑に入ったために身熱し、臥することを得ず喘呼する」としている。呼吸困難のとき口を開いて肩を持ち上げるものを気喘《きぜん》といい、気喘のとき、喉頭部に喘鳴《ぜんめい》のあるものを哮喘《こうぜん》という。臨床上、実喘《じつぜん》と虚喘《きょぜん》の二つに分けられる。喘息はアレルギー性疾患に属するもので、その病原は外来性のものと内来性のものに求めることができ、前者は多くの場合、食物、粉塵、羽毛、あるいは薬物などに対する過敏性、後者は病巣感染・特異体質と関係がある。

臨床所見

軽い咳、胸が苦しい、呼吸切迫、喘息、咳。重症の場合、黄痰が見られ発熱、脱力感を伴うものもある。気管支喘息は反復的に発作を繰り返し、気候の変化、情緒の変化と関係がある。

気功治療

主要功法

①内養功、第二呼吸。坐式、臥式共に用いる。毎日四～五回、一回に三〇～六〇分おこなう。

②喘息の重いものは、強壮功の自然呼吸あるいは太極内功の靠坐式および沈気呼吸を用いる。

功法の組み合わせ

①虚明功：坐式、臥式を用い、意守丹田、自然呼吸でおこなう。松静功とともにその症状に応じて選択し用いる。

②保健功、太極拳など。

急性気管支炎、気管支肺炎、肺気腫の気功治療はこの喘息に準じる。

5 血液の疾患

1 鉄欠乏性貧血

本病は、貧血のなかで最もよく見られるもので、鉄分の欠乏によっておこる。中医学では「虚損」「萎黄病《いおうびょう》」の範疇に属し、脾と密接な関係があるとする。脾は運化[*22]を司り、「後天の本」といわれる。つまり血は脾が正常に働くことで作られる。したがって、栄養が欠乏したり、脾の機能が障害を受けた場合、この血液の生成に障害が生じ、貧血をきたすのである。脾のもう一つの機能は「統血」すなわち、血液が血管から漏れ出ないようにする作用である。たとえば、脾気が虚弱であれば血を統制することができなくなり、脈外にまで血が流れ出して各種の出血をきたしたりする。こうして血を多く失う場合も貧血となる。

＊22 運化：運化＝運搬＋生化。飲食物から得た栄養物を人体に必要な気・血・津液に変えて（生化）、それを送り出す（運搬）。飲食物から作った津液を吸収しそれを運搬すること。

臨床所見

皮膚および粘膜にチアノーゼが現われ、眼球結膜、口唇および爪に最も顕著に見られる。全身の脱力感、めまい、眼華閃発《がんかせんはつ》（暗中においても花火のごとく光が飛ぶのを感じる現象）、耳鳴り、記憶減退、悪心、下痢、心悸亢進、呼吸困難、心尖部《しんせんぶ》の収縮期雑音（心臓の一番下のとがった部分に、雑音があるということ）など。

気功治療

主要功法

内養功第一呼吸、坐式、臥式共に用い、意守丹田。

功法の組み合わせ

強壮功、普通のあぐらで自然呼吸を用い、意守丹田。簡化太極拳、行歩功。

2 悪性貧血

本病は、ビタミンB_{12}あるいは葉酸の欠乏によっておこる貧血で、栄養不良性貧血ともいう。妊娠期や新生児に多く見られる。

臨床所見

一般の貧血症状のほか、嘔吐、下痢、舌の炎症、口角炎〈口角〈唇の両端〉に炎症を生じ、亀裂や腫れ、痂皮《かひ》〈かさぶた〉ができる皮膚疾患〉および末梢神経障害〈知覚障害、運動障害、筋緊張低下、反射消失、自律神経障害等〉を伴い、時には発熱、むくみ等を伴うこともある。

気功治療

鉄欠乏性貧血に同じ。

3 再生不良性貧血

本病は骨髄の造血機能障害によるもので、中医学における「内傷血虚[*23]」の範疇に属し、心・肝・脾・腎の四臓の虚損と密接な関係がある。心・肝の血液が不足することから始まることが多く、脾・腎の機能失調を主としたものになる。脾は血液生成の機能を有し、腎は骨を司る。骨は髄を生むので、腎の強弱は直接骨髄の機能に影響する。脾と腎の損傷は気血の陰虚・陽虚という

*23 **内傷血虚**：内傷は日常生活や精神的な原因で体におこる病変のことで、精神的な原因で血が不足し、循環が悪い状態。

症候として現われる。

臨床所見

貧血、出血、発熱、脱力感、めまい、心悸亢進、皮膚の紫斑《しはん》（皮下組織などに内出血をおこして点状・斑状に現れる出血斑）、生理不順など。

気功治療

主要功法

強壮功、坐式、立式共に用い、意守丹田。病状により適宜選択し程度を加減する。

功法の組み合わせ

保健功、簡化太極拳など。

6 泌尿・生殖器系疾患

1 腎結核

腎結核は続発性の病変で、通常、肺部の結核病巣から結核菌が血管に入って転移し発するが、リンパあるいは尿路に入り、そこから腎臓にまで達して感染する場合も時にある。中医学では、伝染性疾患は体内五臓間で移動する場合があることを認めており、さらに「腎癆《じんろう》」の名称も挙げている。その病因は内傷七情、外感六淫、飲食の不節制、過度の労働などによるとする。

臨床所見

脱力、寝汗、頰の紅潮、腰痛、血尿、微熱で尿意急迫、頻尿、排尿時痛、腰痛などの膀胱刺激症状を伴うこともある。

気功治療

主要功法

①強壮功、自然呼吸、太極内功を症状に合わせて用いる。坐式を主とする。

②内養功、第一呼吸、第二呼吸で意守丹田、臥式を主とする。

功法の組み合わせ

①松静功。

②保健功：腰のマッサージ（腎兪《じんゆ》を中心）、丹田のマッサージ、湧泉のマッサージ、和帯脈などを症状に従って加減する。

③行歩功。

慢性膀胱炎、慢性腎炎、前立腺炎等の気功治療は腎結核に同じ。

2 遺精

遺精には夢精、昼間遺精の別があり、睡眠中夢を伴うものを夢精、伴わないものを泄精、覚醒時に精液の流出するものを昼間遺精という（成年男子で毎月一～二回遺精を見るのは疾患ではない）。多くは腎陰（体をうるおし、栄養を与える）の作用が弱まるためで、腎陰虚で生じた内熱（体を温める作用）が精室に作用し、精室の収縮を促すために遺精を生じる。あるいは自慰、性行為などで精液を頻繁に体外へ放出することで腎を痛め、腎陰虚となり精を守る作用が弱まるために遺精となる。急性胃腸炎、肝炎、膵炎、胆嚢炎などにより患部に生じた熱が精室に影響し、精室の収縮を促すことによってもおこる。

臨床所見

三〜五日おき、あるいは一〜二日おきに一回昼間遺精を見る。一夜のうち数度に至るものもある。頭痛、心悸亢進、呼吸切迫、憂鬱、疲労、脱力感、記憶力減退など。

気功治療

主要功法

①内養功、第二呼吸。坐式を主とする。強壮功、自然呼吸でおこなう。

②太極内功、意守命門。

功法の組み合わせ

①保健功：腰のマッサージ（腎兪を中心）、会陰への指圧、丹田のマッサージ、和帯脈。

②比較的体力のある者は気動功を用いるのもよい。

インポテンツ、早漏、前立腺炎などの気功療法はこの遺精と同じ。

7 内分泌および代謝性疾患

1 甲状腺機能亢進

本病は甲状腺ホルモンの分泌過多による。中医学では「癭《ろう》(首の周りにできるこぶ)」症の範疇に属し、極端な偏食、痰熱の積聚《せきしゅう》、*24 あるいは感情・欲求の抑圧、気鬱化火《きうつかか》、*25 陰虚陽盛により発症するとする。

臨床所見

多汗、悪熱、心悸亢進、食欲亢進、微熱、基礎代謝率の増加、体重減少、脱力、激しい感情表出、性格の変化、甲状腺肥大、眼球突出など。

気功治療

主要功法

強壮功、自然呼吸あるいは深呼吸。毎日三〜五回、一回に三〇〜六〇分おこなう。虚明功と交互におこなってもよい。

功法の組み合わせ

保健功、行歩功、放松功。

2 糖尿病

糖尿病の発症は、膵臓のランゲルハンス島の病変によるインシュリンの分泌障害によるもので、その病因は比較的複雑である。中医学では「消渇病[*26]」の範疇に属し、「三消[*27]」という。本病は肺、脾胃、腎と密接な関係があり、脾胃の湿熱で発症するとする。つまり、食べすぎが胃の働きを悪くし、膵臓の機能を低下させ、栄養の吸収と運搬の働きを乱れさせる。食物が消化吸収されずに消化管の中に長く停滞すると、発酵により内熱を生ずる。この内熱が食物を消費するので空腹を

＊24 痰熱の積聚：痰は体内（特に胃と肺）の水分が滞ってできるもので、それに熱邪が加わったものが「痰熱」。この熱がひどくなったものが「痰熱の積聚」。黄色の痰で、症状が進むと激しい咳、咽頭痛、発熱を伴う。

＊25 気鬱化火：感情の鬱屈によって、身体の気の伸びやかさが失われた状態を「気鬱」、生体の病的な機能亢進を「化火」という。

＊26 消渇病：現在では糖尿病を指すことばとして用いられる。体の消耗が激しく、のどの渇きが強いことから、「消渇」という名前がつけられた。

＊27 三消：上消、中消、下消の総称。上消は、のどが渇いてしかたない。中消は、食べても食べてもお腹がすく。下消は、小便の量も回数も多い。

感じやすくなるし、津液（唾液など、生体内の正常な水分）を乾燥させるので口が渇き、水を多く飲むようになる。気鬱によって生じた火も脾胃の機能に影響を与えたり、病状を悪化させたりする。

臨床所見

多食、多尿、口渇《こうかつ》にして多量の飲水、るい痩、糖尿、過血糖、皮膚・陰部の掻痒感などを伴う。

気功治療

主要功法

①内養功第二呼吸、坐式、臥式共に用いる。保健功一八式のうち適当なものを選んでおこなう。毎日二～三回、一回に三〇～六〇分おこなう。

②強壮功、自然呼吸あるいは深呼吸、坐式、立式共に用いる。朝晩一回、三〇～六〇分おこなう。

功法の組み合わせ

①行歩功。

②太極内功、坐式、あるいは臥式、自然呼吸で意守命門。

③虚明功、坐式あるいは臥式、神馭気行会陰法で意守運丹。

④気動功。
⑤太極拳。

8 婦人科疾患

1 骨盤内炎症性疾患

これは、細菌の感染によって骨盤腔内の卵巣、卵管、卵巣提索（骨盤漏斗靭帯《ろうとじんたい》）および骨盤内の腹膜に発する一種の炎症で、急性期の治療が不完全であったために慢性に移行し、反復的発作を見るものである。中医学では、このような病名は見当たらないが、臨床症状から見て「気鬱血滞[*28]」「月経不順」等の範疇に入るものである。その機序は、肝気の鬱滞と腎気の不足にある。「怒は肝を傷る」が如く六欲七情（激しい感情の乱れ）が生じ、その影響が肝に及び、まず肝気の乱れ（イライラ、精神抑鬱、情緒不安定などの精神症状、食欲不振などの消化器系の不調、代謝低下などの症状）として現わ

＊28 気鬱血滞：気鬱＝気の流れが停滞し血の流れが停滞すること。

れ、この肝気の鬱結が腹痛として現われる。また、腎は二陰[*29]に開くことから腎とも密接な関係があり、腎陰の不足から、肝気がコントロールを失って燥状になることもある。

臨床所見

下腹部疼痛、腹部膨満、腰部重圧感、頭痛を主症状とし、生理不順や生理時のひどい腰痛、微熱を見ることもある。めまい、頭痛、胸悶（胸苦しさ）、無力感、睡眠障害、食欲不振、耳鳴り、便秘等を伴うこともある。

気功治療

主要功法

①意気功：意識を三～五周運行させてから患部におき、そこをリラックスさせる。五～一〇分。

②保健功：腰腹部のマッサージ、和帯脈、仙骨のマッサージ、両腎のマッサージ、湧泉のマッサージ。疼痛症状のある者は両手で大腿部を五〇回摩擦し、血脈を通じさせる。

③太極内功：充帯脈一歩功[*30]。急性期および疼痛発作時には体力を使う動功は少なめにする。生理が異常に早く訪れ、しかも量の多い者は意守膻中《だんちゅう》を用い、臥式を多くする。生理後、あるいは閉経者では意守下丹田、関元穴を用いるのもよい。

④気動功。

2 機能性子宮出血

本病は、卵巣機能の失調によっておこる大量、あるいは不規則な子宮出血で、中医学では「崩《ほう》漏《ろう》」という。勢いが激しく大量の出血が止まらないものを「崩《ほう》」、勢いが緩慢で持続的なものを「漏《ろう》」とするが、発病の経過中、崩、漏は互いに転化する。本病の発生原因は、子宮から始まるとされる衝脈と、この衝脈に深く関わり子宮にも強い影響を与える任脈の損傷により、子宮の出血をコントロールできなくなることが主因である。気虚・血熱・瘀《お》血《けつ》などの症状が多く現われる。

臨床所見

生理中の大量出血や、だらだらといつまでも出血が止まらないという症状が現われる。出血は多かったり少なかったり、あるいはあったりなかったりする。長く続く場合は、出血量が多くなるため、気血共に少なくなり、めまい、眼華閃発、腰痛、体の痛み、煩熱など

＊29 **二陰**：前陰（尿道と生殖器）、後陰（肛門）のこと。
＊30 **充帯脈一歩功**：意守関元法による帯脈の充実を、さらに意識的に強めていくもの。帯脈はベルトのように体を一周しているが、この帯脈に沿い、呼吸に合わせて意識の焦点を右回り、あるいは左回りに移動させる。これはたとえば、腰を回すといった体の動きに合わせておこなうこともできる。

を訴える。

気功治療

主要功法

強壮功、自然呼吸で臥式、あるいは靠臥式とし、意守中丹田〔胸の真中の膻中穴〕。

功法の組み合わせ

①保健功：腹部のマッサージ、両腎のマッサージ、和帯脈。
②意気功：意識を三〜四周運行させて後、子宮部にとどめリラックスさせる。一〇分程度。
③太極内功の内転呼吸法。*31

3 無月経

正常女子で一四歳以後、長期間生理の始まりを見ないものを原発性無月経という。無月経は外因にはよらず、虚実の二種類がある。虚の場合、多くは血虚で陰血が不足し、血海が空虚なため下る血がないのである。実の場合、多くは血滞で邪実が滞って絡脈が通ぜず、経血が下れないで血の損傷を引きおこしたものである。また、精神状態（肝の損傷による）、飲食（脾の損傷による）、寒邪（腎の損傷による）、湿濁（脾の損傷による）などによって気滞を引きおこし、それによって心・肝・

脾・腎の機能が失調し、衝脈、任脈が障害されて無月経となる場合もある。

臨床所見

生理が数カ月見られない。精神疲労、心悸亢進、呼吸切迫、煩燥（悩み苦しみ、もだえ乱れる状態）、おこりっぽい、食欲不振、めまい、浮腫、便秘など。

気功治療

主要功法

強壮功、自然呼吸で坐式を主とし、立式を補助的に用いる。意守下丹田。

功法の組み合わせ

①太極内功：衝帯脈一歩功[*32]。意守会陰、坐式あるいは靠臥式で毎日四回、一回に三〇～六〇分おこなう。

②太極拳、初めのうちは簡化太極拳をおこない、後に八八式太極拳をおこなう。

③行歩功：前で丹田を打ち、後で腎を打つ型をおこなう。

＊31 内転呼吸法：二六九ページ＊13参照。

＊32 衝帯脈一歩功：充帯脈一歩功に同じ。ただし充帯脈一歩功では、意識の焦点を移動させることで帯脈を充実させることに重きをおくが、衝帯脈一歩功では、意識の焦点を移動させる速さに重きをおく。

④保健功：下腹のマッサージ。両腎・仙骨のマッサージ、和帯脈。

4 生理痛

生理痛は、子宮内膜の肥厚、子宮頸の前屈および子宮の神経機能の異常によっておこる。中医学では、気血の運行が滞るために発するとする。つまり、「通ぜざれば即ち痛む」である。臨床上、気・血の滞りによるものと、寒湿凝滞によるものの二つが多く見られる。気血の虚弱な場合、疼痛は軽微、もしくはほとんど見られない。

臨床所見

生理時の下腹部痛。

気功治療

主要功法

内養功を主とし、虚明功の神馭気行会陰法を補助的に用いる。坐式、臥式交互におこない、第二呼吸法で意守下丹田。毎日三回、一回に三〇～六〇分おこなう。

功法の組み合わせ

①保健功：両腎・仙骨のマッサージ、湧泉のマッサージ、和帯脈など。
②太極内功：多竅連線意守法。生理の始まる二〜三日前よりしっかり練習すると痛みを防ぐことができる。

5 子宮下垂・脱

子宮下垂・子宮脱とは、子宮体が膣内に脱出するもので、重症の場合では膣外に脱出するものもあり、中医学では「陰茄《いんか》」「陰脱」などの名称で呼ぶ。本病の発生は多く中焦の気の不足、気《き》虚下陥《きょげかん》、*33 あるいは腎気の虚損、帯脈の弛緩、衝脈・任脈の弱まりによる。多くの場合、労働時、分娩時の過度の力み、産後の休養の不十分、陰道（膣）の損傷、出産回数の過多に関係する。

臨床所見

陰道に下垂物を認める。重症の場合、膣口外に脱出している。小便頻数、おりもの、足腰が重だるく力が入らない。めまい、耳鳴りを伴うこともある。

＊33 **気虚下陥**：気が虚したために内臓が下垂する症候。

気功治療

主要功法

内養功第一呼吸、初めは臥式を主とし、後に坐式・臥式共におこなうようにする。意守丹田。

功法の組み合わせ

①保健功：下腹のマッサージ、両腎のマッサージ、和帯脈など。
②行歩功：前で丹田を打ち、後で腎を打つ型をおこなう。
③太極内功：靠臥式で意守命門。

6 子宮頸びらん

子宮頸びらんは多く分娩時の障害、性行為による障害によっておこる炎症、あるいは先天的なもので、軽症の場合は無自覚なのだが、重症ではおりものが多くなる。

気功治療

骨盤内炎症性疾患に同じ。

7 妊娠中毒症（妊娠高血圧症候群）

妊娠時においては、子宮に大量の血液を供給し、胎盤および胎児を発育させなければならないのだが、もしもその供給が不足し子宮が酸欠状態になると、一種の有害物質を分泌し、母体の小血管は痙攣して一連の症状を呈す。これが妊娠中毒症である。肝臓には血液を貯蔵する働きがあるが、中医学では女性は妊娠するとこの肝臓に蓄えられた血液は衝脈・任脈を通じて胎児を養うので、肝臓の血は少なくなると考える。このとき木火内動《もっかないどう》*34および脾胃の虚損となれば本病を発症するとする。このほか、感情のアンバランス、環境、栄養および生活や仕事の条件などにも一定の関係がある。

臨床所見

妊娠浮腫：妊娠後期、子宮が圧迫されることで、妊婦の下肢、踵《かかと》のあたりに水腫が現われ、横になっても消失しない。

妊娠腎：蛋白尿、水腫、時に高血圧を伴うこともある。これを妊娠中毒症という。

---

*34 **木火内動**：肝・胆の機能の異常亢進、五行では肝・胆は木に属すとされる。

子癇《しかん》前症：高血圧、蛋白尿、水腫のうち、二つおよび三つがそろえば子癇前症という。自覚症状として、頭痛、めまい、閃光、視力減退、胸悶（胸苦しさ）など。
子癇：子癇前症の症状に加えて、痙攣発作が出現するものを「子癇」という。

気功治療

主要功法

強壮功、自然呼吸。座式・立式を交互におこなう。意守丹田。毎日三～五回、一日に三〇～六〇分。

功法の組み合わせ

①放松功：毎日一～五回、一日に三〇分おこなう。
②太極内功：血圧の高い者は意守湧泉、血圧の高くない者は意守命門。

妊娠三ヵ月時は、内養功第一・二呼吸をおこなうことを禁忌とする。自然呼吸でおこなうのがよい。

妊娠中毒症は、産婦人科疾患のなかでは、母子の生命に関わる比較的重い疾患に属するが、気功療法が広まることで、その発症率は顕著に下降している。したがって、妊娠早期における気功療法実践の普及も、本病の予防に有効な策である。

9 感覚器系疾患

1 緑内障

中医学では、本病は「内障」の範疇に属し、肝・腎両虚損により発症するとする。眼圧が高くなり、それが長期間続くと、目の組織に病理的変化を及ぼすようになる。最初は症状があっても目の病変は見られないが、進行すると目の病変が検査で確認できる。

臨床所見

初期症状は軽微で、霧視《むし》、目がはれぼったく感じる、夜間灯火の周りに虹の輪が見えるといった症状の出現を見るが、以後視覚機能はしだいに減退し、眼精疲労、対光反射の遅延などが現われる。後期では視力の著しい減退、高度の視野狭窄が現われ、感情の激しい変動などによって、眼痛、頭痛、疲労、悪心、嘔吐、摂食不能、睡眠障害といった症状が出現する。

気功治療

主要功法

放松功、虚明功の散功のうち適当なものを一つ選んでおこなう。臥式を主とし、毎日四〜五回、一日に三〇〜六〇分おこなう。

功法の組み合わせ

①保健功：目功、鳴天鼓、太陽穴のマッサージなど。

②行歩功。

2 視神経萎縮

視神経炎等によっておこる。

臨床所見

視力減退、あるいは失明。

気功治療

主要功法

①内養功：第二呼吸法、坐式、臥式、立式のうちどれでもよい。意守丹田。

②松静功：毎日四回、一回に三〇～六〇分。

功法の組み合わせ

①保健功：目功、太陽穴、風池穴のマッサージ、眉功、湧泉のマッサージなど。

②虚明功の散功。

③四八式太極拳。

近視、中心性漿液性脈絡網膜症、網膜色素変性症などの場合の治療は、この視神経萎縮に準じる。

3 慢性扁桃炎

本病は主として細菌感染によっておこるもので、青少年に多く、季節の変わり目に流行する。まれに鼻腔の手術後、本病を発症する場合もある。

臨床所見

═嚥下痛《えんげつう》があり、とくに唾液嚥下時に甚だしい〔中医学では虚咽痛という〕。頭痛、全身倦怠、食欲不振等が現われる。急性の場合は発熱を伴い、慢性の場合では繰り返し発病する。治療の時期を逸すると中耳炎、関節炎、溶連菌感染症のあとで急性腎炎等を併発することがある。

気功治療

主要功法

①強壮功：静呼吸、坐式を主とし、意守丹田。
②松静功：意識を扁桃の部分にとどめ、一〇～二〇分扁桃をリラックスさせる。

功法の組み合わせ

①意気功。
②保健功：攪海、漱津。

4 機能性難聴

本病は多くの場合、ノイローゼ、臓躁《ぞうそう》、*35 および神経系の機能障害と関係する。

臨床所見

高音の耳鳴りが持続的、あるいは間断的に続く。蜂や蟬、風、鈴、波の音が聞こえたりする。

気功治療

主要功法

内養功。第一呼吸、臥式、坐式共に用いる。毎日四～六回、一回に三〇～六〇分おこなう。

功法の組み合わせ

①松静功、あるいは虚明功の散功。
②行歩功：前で丹田を打ち、後で腎を打つ型。

5 メニエール症候群

目の前が真っ暗になったり、めまいがしてぐるぐるまわったりするという二つの症状が同時に出現するものである。一般に、その証は肝・脾・腎の三臓と密接な関係があるので、伝統的中医

*35 **臓躁**：発作性の精神異常。症状はかなり複雑で、平時から感情の抑鬱があったり興奮したり不安定であり、発作的にはイライラ・おこりっぽい、ため息が多いなどのほか、突然悲嘆にくれて泣いたり、高揚して高笑いしたり、倒れたり、硬直・手足の痙攣などを呈し、恍惚状態にはなるが意識の消失は見られないのが特徴。ヒステリーに類似する。

学の文献には「諸風掉眩、皆肝に属す」とか「痰なければ、眩なさず」といった記載[*36]がある。

臨床所見

ひどいめまいから始まり、悪心、嘔吐、耳鳴り等の症状を伴うこともある。その特徴は部屋が回転するようなめまいである。

気功治療

主要功法

①虚明功：臥式で神馭気行会陰法を用い、意守丹田。
②内養功：第二呼吸、臥式を主とし、意守丹田。毎日四回、一回に三〇～五〇分おこなう。

功法の組み合わせ

①強壮功：朝晩、自然呼吸でおこなう。
②保健功：耳功、腎のマッサージ、丹田、湧泉のマッサージなど。

*36 「諸風」は体の揺れや震えを伴う疾患、「掉」も揺れや震え、「眩」はめまい、立ちくらみ。

第7章 臨床検査と補助治療

1 臨床検査

一般検査

患者の病状を全体的に把握し、気功療法の効果を観察する上で便利なように、入院したばかりの練功患者に対しては、総合的な検査をおこなって診断を確定する必要がある。

（1）詳細な問診と病歴の作成、一般的な理学的検査。

（2）化学的検査：定期的な血液、尿、大便などの検査と疾病にもとづいた医学的検査、たとえば肝炎、あるいは肝硬変などでは肝機能検査、潰瘍病では大便の潜血の化学的検査、胃液の分析などをおこなう。

（3）X線検査：すべての患者はみな、胸部レントゲンを撮り、胃腸病患者ではバリウムによる造影検査、胆嚢造影検査などをおこなう。

（4）その他の検査：病状によって心電図、脳波、脳血流量、エコー診断などを用いる。

病状変化の観察のため、以上の各項の検査を定期的におこなう。間隔の長短は病状により決定する。

練功検査

練功方法を覚えてからは、患者は自ら練習をおこなっていくが、初歩の段階では指導する人が一つ一つ動作を丁寧に確かめて、患者の状態を一つ一つ尋ねていくようにし、適宜間違いを正していく。こうして、患者が比較的短時間で正確に気功のやり方を習得できるようにし、練功が順調に進展するようにする。基本的にやり方を習得してからは、指導者が動作を確かめる回数を減らすようにする。なぜなら、指導者が何回も何回も確かめると、逆に練功に影響するからである。

臨床検査では、望《ぼう》、聞《ぶん》、触《しょく》、問《もん》の四種の手段を用いる。

●望診

まず、患者の姿勢を観察して、やり方が適切かどうか、また自然であるかどうかを見る。坐式と立式では、頭をわずかに前に傾けることが要求されるが、傾けすぎたり、後に反り返ったりしたのでは呼吸がスムーズでなくなってしまう。

両目はしっかり閉じようとすると、目の筋肉の疲労を増すことになるので、軽く閉じて一筋の光がわずかにもれるという感じにする。しかしこうすると、なかには上下の眼瞼がピクピクと震え、入静を妨げる人もいるので、このような患者に対しては眠くないときは両目を軽く閉じさせるのがよい。

顔は緊張のない穏やかな様子で。両眉をしかめたり、両眼球を絶えず動かしたり表情が緊張したりするのは、患者の精神、気持ちがリラックスしていないのと雑念が多すぎることの現われである。

頸部は力を抜いてゆるめなければならないと同時に、右にも左にも傾かないように注意する。なかには本人の自覚のないまま、左や右に頭が傾いたりする者もいるが、初期に正しておかないと練功の効果にも影響する。

仰臥位あるいは側臥位で練功する場合は、枕の高さ[*1]に注意して適当なものにする。枕が高すぎれば、首が不快になりやすいし、逆に低すぎれば頭がはればったくなったりめまいをおこしたり、呼吸がスムーズでなくなったりする。一般には頭の位置が床面から二〇〜三〇センチの高さになるように、背中にクッションを当てるようにするが、個人の習慣によって高い枕を好んだり、低い枕を好んだりする人がいるので、それぞれの習慣に従えばよい。仰臥位で頭頸部に枕を当てがうと、首、頭に傾斜がつくが、このとき首だけが宙に浮かないようにしなければいけない。

それから、患者が鼻で呼吸しているか、口で呼吸しているかも観察する必要がある。もし、患者が鼻で呼吸をしながらときどき口で呼吸し、しかも吸気を深く長くしなければならないとすれば、この呼吸は不自然である。力みすぎて無理に呼吸をおこなっているからそうなるのであり、正しく改めるべきである。

立式、坐式の姿勢では、含胸抜背《がんきょうばっぱい》（背中を反らせないで力を抜く）、松肩垂肘《しょうけんすいちゅう》（肩・肘の力みを抜く）ができているかどうか、胸を張りすぎていないか、あるいは猫背になっていないかどうかといった様子を観察することが必要である。また、胸部の観察のとき、患者がおこなっているのは深呼吸か、逆腹式呼吸か腹式呼吸か、また、それらの呼吸の習得の程度はどうかを観察する。胸部の動きを観察することで、呼吸の回数も判断できる。胸部のふくらみのリズムが均一でなく、深い浅いがあったり、早かったり遅かったりする、あるいは吸気のときに肩が上がるといった状態は、すべて呼吸が不自然であることの現われである。

腹部の診察で重要なことは、吸気の深さと腹式呼吸の程度を観察することである。つまり、腹式呼吸の練習において、力んでやっていないかどうか、まず、目視によって、息を吐く長さが十分に長いかどうかを見、それに伴って、腹部の凹み具合が十分かどうかを見る。また、腹式呼吸のリズムが均等になっているかどうかも見ることができる。なかには力を使って下腹を出したり、引っ込めたりすることにばかり注意し、吸う息に合わせて意識の焦点を鼻から丹田に移動させて、気貫丹田と結び合わせることができない者もいたりする。呼吸を止めるというのは、気貫丹田の基礎の上に実現できるものだが、こうして腹部を観察することによって呼吸を止める時間の長短、力んでいるかどうかを知ることができる。

＊1　一般的に気功で枕やクッションを使用することはないが、古代には使用していたという文献がある。この本で紹介している気功は、病人を対象にしているため、体を快適な状態に保つために枕（クッション）を使用していると考えられる。

上肢の動作の検査では、松肩垂肘と全体的な放松（リラックス）ができているかどうかを見る。坐式、臥式、立式であれ、すべてこのことが基準となる。

両下肢は椅子に腰かける場合、膝関節を九〇度になるようにすると筋肉はゆるみ、両足を肩幅に広げると姿勢が安定する。両足の間隔が狭すぎると、体を支える力が中間に集中するので、体を安定させるのによくないし、両足を広げすぎるのは日常行わないことなので不快な感じになったりする。椅子が高すぎれば膝関節の角度は大きくなり、両足を地面にピタッとくっつけることができないし、低すぎれば膝関節は九〇度より小さくなり、下肢の筋肉を十分にゆるめることができない。

患者のなかには、猫背になったり、あるいは絶えずじっとしていないという人がいるが、こういったものは初心者や体が比較的弱い人に多く見られる。初心者で、体力があまりにも弱いという人以外は、猫背のくせは直さなければいけないが、体力のない人ではしばらくの間、そのままでやらせ、状況が好転してきてから徐々に直していけばよい。

長い間練功を続けている患者では、形を決めて座ってからは非常に落ち着いて泰山のような感じの者が多く、なかなか動かないものである。

●聞診《ぶんしん》＊2

聞診において重要なのは、患者の呼吸が速いか遅いか、呼吸量が多いか呼吸が細いか、リズムが均等であるかどうかといった呼吸の状況を知ることである。

気功を始めて日の浅い人では呼吸が不均等で、あるときは速く、あるときは遅くといった感じや、何分かの間深く長い呼吸をした後は、息つぎを何度かしなければならないといった人が多くあるが、これは皆自然なことである。徐々に練習していけば、呼吸は速いものからゆっくりとなり、太くて短かかったものが細くて長いものになり、日増しにリズムは均等に規則正しくなってくる。

呼吸練習ではつねに、悠、均、細、緩、深、長、それから寂静無音であることに気をつけるよう指導する。また、突然呼吸量の多少が不均等になったり、呼吸音が小刻みに速くなったりするというのは、多くの場合、患者の精神不安あるいは驚愕などの誘因によっておこるものである。このほか、聞診を通して腸鳴音の強弱を知ることができるが、これも練功効果を知る一つの指標となる。

●触診

触診検査においても、重要なことは患者の呼吸の状況を知ることである。手指を軽く患者の腰部、あるいは胸部におくと呼吸に合わせて手指が動くので、呼吸の遅速、リズム、力んでいるか

＊2 **聞診**：聴覚を通して診断すること。

どうかといったこと、さらに吸気が下行する状況もわかる。

まず親指を心窩部におき、残りの四指を臍下におく。これを「五指検査法」という。あるいは「四指検査法」（親指以外の四指を検査する部位にあてがう）で、呼吸時における上腹部、下腹部の筋肉の動きを別々に検査するというのでもよい。

患者が坐式で練功しているとき、どちらの検査法を用いるにしても、検者は必ず患者の左側に立って、右手を患者の左肩の上におき、左手の四指あるいは五指を上腹部または下腹部にあてがう。患者が仰臥位あるいは側臥位のときには、右手を腹部で検査したい部位にあて、その呼吸の深浅と腹壁の上下する状況を知る。このようにして呼吸の要領がうまくいっているかどうかを知るのである。

初心者では、胸部の動きが腹部の動きに比べて明確であるが、これは一般的な現象であり、一定期間練功をおこなえば、胸部の動きは自然に減少し、腹部の動きが徐々にはっきりしてくるので、腹部の弾力も増強する。指導者は患者が息を吸っていくとき、胃の部分が大きく膨らんで、下腹部の膨らみが小さいとき、気貫丹田の力がまだ不十分であると説明することができ、逆に胃の部分の膨らみが小さく、下腹部の膨らみが大きければ、すでに気貫丹田ができていることを証明するものと理解することができる。そして、上腹部だけ大きく膨らんで、下腹部が膨らんでなければ、まだ気貫丹田ができていない*3のである。

患者が呼吸の際、力を入れているかどうかは、腹部を触診したときに腹筋が硬くなることや、吸った息が急速に下行するのでわかる。呼吸は自然におこなえば、腹筋は柔らかく弾力も適当で、吸気の際に徐々に下行していき、下腹が徐々に出てくる感じだし、呼気のときは息を徐々に吐いていき、腹壁が徐々に収まっていく感じである。

触診検査のとき注意しなければならないことは、押さえる圧力をあまり大きくしないことである。皮膚に軽く触れているというのでよい。そうして、腹部の動きに合わせて動かすようにすると、患者の練功に影響を与えなくてすむ。

触診検査では、患者の精神が緊張して入静するのに影響する場合があるので、望・聞・問診で呼吸の状況がよくわかったなら、触診は回数を減らしたり、全くはぶいてもよい。

●問診

練功の検査において、問診は最も重要な項目の一つであり、質問を通して患者の心の動き、病状の変化や練功中の反応等を総合的に把握するものである。

(1) 問診を通して、患者の気功に対する認識度と信頼度を知ることができる。仕事、家庭、患者同士のいさかいから気持ちが乱れ、安心して練功することができない人、気功療法は即効性のあるものではないからと信頼度の低い人、また他人の治療効果が急速なのを見て焦りを持つ人

＊3 上級の練功者は、気が単に丹田に沈んでいく(気沈丹田)という感じではなく、空気と気(エネルギー)が丹田の隅々にまで充満するという感じを持つ。これが気貫丹田だが、ここで述べているのは、他者から見て、それがまだ十分にできていないということ。

等々、人によってさまざまな問題を抱えているものである。このような問題は、すべて解決して患者の練功に対する信頼を確立し、一歩一歩確実に、継続しておこなうようにさせなければならない。

（2）問診によって初めて知ることができる病状の変化というのもある。練功後、もし病状が急速に好転すれば、患者は気分が高揚し、気功への信頼度も増す。また、練功期間が比較的長いにもかかわらず病状の好転が著しくない、あるいは全く好転のない場合には、多くは以下の原因が見られる。

①練功方法が間違っている。あるいは要領をうまく把握していない。②生活、飲食、休息などのバランスが不適当である。③補助治療（投薬や功法の組み合わせなど）をうまく利用できていない。

これらの原因は、問診を通して見つけていくものであり、原因が確定すれば解決策を与えることができる。さらに気功により病状が悪化する少数の患者の場合、より細かく質問して原因をさぐり出し適宜処理していく。

（3）練功中のさまざまな状況下における反応も、問診によって知る必要がある。医師は系統的に患者に対して練功中の姿勢、呼吸、意識などが適当であるかを質問して対症的に解決していくようにする。

呼吸に関して質問する場合、呼吸を練習していると、気が頭に上衝《じょうしょう》して頭痛がしたり頭がはれぼったくならないかは必ず尋ねる。この現象は呼吸に力を入れ、意識を用いる程度が強すぎる場合によくおこるもので、とくに大・小周天を練習する人では、任・督二脈の交流を誘導しようとするときに気が頭に集まりやすく、気が頭に衝き上がってくるといった現象がおこる。したがって患者には、呼吸は力んでやるものでも、過分な意識でコントロールするものでもなく、無理なく、自然にリラックスしておこなうことを十分に強調しなければならない。

大・小周天を練習する人では、徐々に練習していくことが大切で、無理なくおこなっていくことが間違ったやり方により生じる肉体的、精神的な不調を防ぐ最も重要な鍵である。

意識に関して質問するときは、雑念の排除と意守丹田の程度をはっきり聞かなければならない。正常の状況なら練功後は頭がすっきりとして精神が奮っているものである。しかし、なかには練功後逆に頭がくらくらしたり、ボーッとしたり、ひどいときにはめまいがし、全身不快になったりする人がいる。そのような場合、原因をはっきりとさせて解決するようにする。

練功中に現われる有効反応と異常感覚に関しては、問診を通してのみ知ることができる。もし「八触」「十六触」(「第四章　練功中の反応問題一六四ページ」を参照)が出現したときには、そのような感覚の現われる原因をくわしく分析する。そして、患者が意識的に追求した結果現われた現象であるか、あるいは自然に現われたものであるかを知り、もし自然に出た現象であるならば、きっと練功時の入静と関係があるはずで、さらに多大な注意をよせる必要はなく、自然に任せておけばよい。

治療効果の判定と長期にわたる観察

気功療法は、潰瘍病、高血圧、胃下垂など多くの疾病に対してじつに優れた効果をあげるが、治療効果の観察を深めるため、何種類かの疾病について判定基準を定める必要がある。

●潰瘍病

（1）臨床治癒：①ニッシェ[*4]の消失、X線下における直接圧痛の消失、臨床症状の消失。②ニッシェのない場合には臨床症状の消失、ただし変形がないもの。

（2）有効：①ニッシェの縮小あるいは浅くなる。局部粘膜の浮腫（炎症）が明らかに改善。関連痛の改善。直接圧痛の軽減あるいは上述のX線下における直接圧痛の改変は大きくはないが、臨床における重要な症状は明らかに改善されたもの。②ニッシェのない人では症状の大部分が著しく改善されたもの。

（3）無効：以上の基準に達していないもの。

（4）悪化：X線フィルム及び臨床症状が以前よりも悪化したもの。

●高血圧

（1）著効：①下の血圧（拡張期血圧）が10㎜Hg以上降下し、正常範囲に達する。②下の血圧は正常値にまでは達しなかったが、20㎜Hg降下した場合。
（2）有効：①下の血圧は10㎜Hgも降下しなかったが、正常範囲には達した場合。②下の血圧が治療前に比べ10～19㎜Hg降下したが、正常値にはならなかった場合。③上の血圧（収縮期血圧）が治療前に比べ30㎜Hg以上降下した場合。
（3）無効：以上の基準に達しなかったもの。

●胃下垂

（1）治癒：自覚症状が完全に消失し、X線検査では胃の下界がヤコビ線の上、四センチ以上で、胃の緊張力および蠕動状況は良好、バリウムの通過が順調となったもの。
（2）好転：自覚症状の軽減、胃の下界が二センチ以上アップ、胃の蠕動および緊張力が高まったもの。
（3）無効：以上の基準に達しないもの。

＊4　ニッシェとは、開放性潰瘍を表現するX線造影所見である。ニッシェは英語でniche、ドイツ語でNische、日本語では壁龕《へきがん》と訳されており、壁龕とは建物の壁に彫像や花瓶などをおくために設けられた装飾的なくぼみのことである。胃壁の一部が欠損した部分（開放性潰瘍）にバリウム造影剤が溜まって描出されるX線造影像が壁龕に似ていることから命名されている。ニッシェは、良性胃潰瘍だけでなく、潰瘍を合併する胃癌や腫瘍性病変などにも見られる。

その他の疾病の治療効果の基準は、その方面の書物を参考とする。治療効果を固めるためには、計画的に長期にわたる観察が必要である。入院して練功する場合、普通三〜四カ月前後としているが、一般にはこの期間内に比較的うまくやり方を把握し、鍛錬することで多くの場合治癒、あるいは治癒に近い状態、または好転を得る。その治療効果を持続させ、再発を防ぐために、患者に対しては退院後も続けて長期間、練功を持続するように要求する。毎日一時間以上。もし日中が忙しければ、目覚めてすぐ、あるいは眠る直前にそれぞれ三〇分〜一時間おこなうようにさせる。

この治療継続の効果を観察するためには、退院した患者と密接に連絡をとり合い、退院後は三カ月ごとに病状、および練功の状況と経験を医師に報告するように求める。医師はそれを聞き、さらに一歩進めて患者の練功を指導し、経験をまとめる。これは気功療法の普及・発展と治療効果の向上にとって大切なことである。

2 気功療法の補助治療

気功の臨床治療中、病状の変化にもとづいて一定の補助治療をおこなうことが必要となる。その目的は、症状の軽減あるいは消失と健康の回復で、症状の軽減あるいは消失は気功鍛錬にとってもよいことである。一般の状況では、気功療法を主体として持続的におこない、補助治療を適当に組み合わせていく。よく用いる補助治療には、中医薬・西洋薬、鍼灸、按摩、理学療法などがある。

薬物治療

私たちの臨床経験によると、潰瘍病、慢性胃炎の患者では、腹痛、胸やけ、腹脹、悪心、嘔吐などの症状を多く見るが、このような場合、適宜、鎮痙、制酸、粘膜保護のための薬物を与えると比較的早く症状を除くことができ、潰瘍の癒合にもよい。また、練功を始めるときに、枳実《きじつ》（効用：解熱、健胃）、白芨《びゃっきゅう》（効用：止血）各一〇グラムを一日三回、続けて一カ月服用すると、以後は気功だけで治療効果を固めることができる。胃下垂、胃粘膜脱垂の患者では、腹脹、消化不良、食欲不振などの症状が多く見られるが、健胃駆風[*5]、消化を助ける類の薬物を与えればよい。

高血圧の場合、初歩の段階では降圧剤を用いる。一般には複方降圧片、羅布麻《らふま》片、あるいは降圧飲、降圧霊などが用いられるが、病状に合わせて一種類か二種類選ぶ。血圧が正常のレベルにまで下がった段階で薬はやめ、練功を継続して効果を固める。臨床観察によると、薬だけで高血

＊5 **健胃駆風**：胃の働きを強めて、風邪の影響を除くこと。

圧を治療する場合、血圧が上下に変動して一定しないということが多くあり、とくに薬をやめた後ではもとに戻ることが多い。また、気功だけで治療する場合では、初めのうち降圧する速度が遅い。このとき、練功に加えて薬物治療を組み合わせれば、多くの場合、非常に早く血圧を正常レベルに下げることができる。そして今度は徐々に薬量を減らして、最終的に薬をやめるようにし、あとは練功だけで血圧を維持するようにする。

神経症（ノイローゼ）の場合、その訴える症状は非常に多い。興奮して高ぶる、精神不安、情緒不安定、失眠、悪夢などを訴える患者では、練功に加えて精神安定剤および興奮剤をうまく組み合わせるようにする。精神の安定をはかり情緒のバランスをとって、患者の苦痛を軽減することは、練功の助けとなるだけでなく、実際治療効果も高まる。興奮性の減弱している患者では、嗜《し》眠《みん》（常に睡眠状態に陥っている状態）、意欲減退、情緒の抑鬱などを示すが、こうした患者の場合は、興奮性を高める薬物、たとえばアンフェタミン、カフェイン等興奮剤系統の薬物を適宜与えると、憂鬱な感じや悲観的な心を除くことができ、練功中の居眠りも減少させることができる。

身体虚弱の者の場合、練功に加えて栄養補給をする必要がある。強壮、補虚の類の薬物、たとえば人参帰脾丸《にんじんきひがん》、十全大補《じゅうぜんたいほ》、ロイヤルゼリー、刺五加《しごか》、ビタミン剤といったものを補助的に用いると一定の効果をもたらす。

動脈硬化および虚血性心疾患の場合は、血中脂質量を低下させ、血管を軟化させるもの、あるいは冠状動脈拡張の薬物を組み合わせる。こうすると血中脂質を低下させ、血管の弾性を改善して狭心症および心筋梗塞を予防し、その発生を減少させることができる。

慢性気管支炎の患者では、咳を止め、痰を除く薬物を用い、喘息発作を軽減するようにすると練功の助けとなる。

慢性肝炎、肝硬変、慢性腸炎等では適宜、中医学・西洋医学で使われる薬物を用い、症状の消失を待ってから気功療法を主体としていく。ある種の疾病では、治療プロセス全般にわたって中・西の薬物を用いることで治療期間を短縮し、治療効果を高めることができるものもある。

鍼灸・按摩

練功のプロセスにおいて、鍼灸・按摩をうまく加えることができるならば理想的である。臨床経験によれば、鍼灸・按摩は頭痛、めまい、頭脹《ずちょう》（頭部が張って重く、不快感のある病証）に非常に効果があるので、高血圧はもちろんのこと、神経症やその他にも用いることができる。鍼灸では曲池《きょくち》、足三里などの経穴を用いて直接的に血圧を下げ、頭痛を治療することができるし、また潰瘍病、慢性胃炎などの疾病にもかなり有効である。脳血管疾患による四肢の麻痺や、口・目のゆがみにはさらにすばらしい効果がある。その他病の種類によって、鍼灸・按摩を加えることができれば治療効果を高めるのによい。

患者は入院して練功する間、適当に理学療法治療をおこなう。潰瘍病では、硫酸亜鉛を使って炎症による浮腫を消除する助けとし、潰瘍面の癒合を促進する。高血圧の場合は、硫酸マグネシウムを使って、神経を安定させ調整させる。電気治療は頭痛、めまい、失眠に対して良好な効果を及ぼし、磁気治療は足腰の痛み、ある種の急性炎症あるいはリウマチなどに突出した効果がある。その他の病気では病状に合わせて適当に用いる。

3 気功療法における看護

気功療法は入院治療に広範に用いられるので、看護態勢を強化して患者の精神、生活、練功などの方面で適宜、合理的な指導が与えられるようにしなければならない。臨床経験によると、気功療法を適当な看護と密接に組み合わせることができれば、治療の日程を短縮し、治療効果を高めることができる。気功治療における看護は、一般の病院でなされている看護の内容のほか、気功療法の特徴にもとづいて、重点的に心に対する働きかけと練功の指導をおこなう必要がある。

患者の心に対する働きかけ

看護は、患者の心の動きと傾向を把握した上で、心に対する働きかけ（患者の話を聞き、共感し、励ます）をおこなっていくことが大切である。

病人は、入院してから看護員と医師により気功療法のくわしい紹介を受け、練功前、練功後および練功のプロセスにおいての注意事項、どのようにすれば気功のやり方が早く習得できるか、病状に応じてどのような問題に注意しなければいけないか等々の説明を受ける。練功の初めの段階では、気功に対して半信半疑の患者もあるだろうし、逆に期待をかけすぎている人もいるだろう。また、練功期間中の生活に慣れないといった人もいるだろう。これらはみな人によって異なるので、その人に合わせて辛抱強く説明し、指導する必要がある。

典型的な病例とその治療効果を紹介して、患者の信頼を高めるのもよい方法である。生活に慣れない人たちに対してはできるだけ、その原因をさぐるのを助け、もし具体的な困難に出合ったときは協力して解決するようにする。

一定期間の練功を経過したとき、患者によっては比較的良好な効果を得て病状が好転し、体力が増強したからと、気分をゆるめて練功に対する熱意を失い、気持ちが集中できなくなったりする。一方で練功の効果が現われるのが遅く、その焦りから練功に対する信頼をなくしてしまう人もいる。前者に対してはさらに厳密な要求を出し、心を集中させて練功に励み治療効果を固めるようにし、後者に対しては、意欲を引き出し、やる気を掻き立てて鍛錬を続けさせるようにする。

練功の後期では、多くの患者は退院の日が近くなって、仕事や家庭および個人的な問題を考えることが多くなり、練功の入静に影響するようになる。こうしたときは終始変わらずにおこなうこと、続けて練功することでさらに治療効果を高め、固めることができることを強調し説得する。

気功療法のシステムを確立し、積極的にそれを行き渡らせるというのは、気功療法の効果を保証する上で重要なことである。したがって、看護員は患者の心に対する働きかけについては微に入り細にわたっておこなう必要がある。そうして、療養のシステムをしっかりと守らせ、厳格に各項目の規定を守らせることで、気功の鍛錬が問題なく進んでいくことを保証するのである。

患者に対する練功の指導

看護員は、一般の内科の看護知識と技術のほかに、豊かな気功の知識を具える必要がある。とくに自分で実際に練功を体験することが必要で、それにより医師の指導のもと、さらに効果的に患者の指導をすることができる。

患者は、練功の初期にあってはやり方をうまく把握せず、要領を十分に理解していないことが多いため、肉体的・精神的に不調を招いたり苦痛を感じたりしやすいものである。看護員は、初心者に対してはできるだけ多く、間違っていないか確かめたり質問したりするという機会を持つことが必要で、積極的に問題を見つけ出し、適宜それを解決するように助力する。練功方法を早く飲み込めない人や、練功効果のよくない患者に対しては詳細に観察して質問し、協力してその原因を探し処理できるようにする。

訳者あとがき

本書は一九八二年版、河北人民出版社刊の同名書の翻訳である。本書にもあるように、故劉貴珍氏は、古来、道教、仏教、儒教、ならびに中国伝統医学や武術のなかで、さまざまな形で伝えられてきた修行方法を、初めて包括的に気功ということばで表し、広めていった人物ということで、中国国内では一定の評価を受けてこられた方である（もちろん気功ということば自体は劉氏の創出によるものではないが、気功ということばをこのように広めていったのはやはり劉氏に負うところが絶大である）。その意味では、本書は新しい気功の原点となった書であると言っても過言ではない。

最近では、この気功ということばの示す範囲が徐々に拡大され、身体の鍛錬はもとより、精神修養、芸術活動、果ては日常生活から超能力までも含めて気功の概念が適応される傾向にあるが、本書ではその名が示す通り、病気治療だけにまとをしぼった内容となっている。

劉氏の貫かれた思想というものは、基本的に病気は自分で治すもの、医師（西洋医、中医）は大なり小なり、それを助けるものということにあるように思える。これは、病気は医者に任せるものとする現代日本の風潮とは少々相容れないものがあるが、薬の副作用を薬で隠し、さらにその副作用をも薬で対処していこうとする姿よりはずいぶん健全で治療の本来的な姿のような気がする。

医は意なりということばがある。江戸時代、病気は医者の心意気で治すもんだと、勝手な処方をそれこそ「気合い」で与えて、「医は意なり」と豪語する不埒《ふらち》な医者がはびこっていたようであるが、本来、病気は自分で治すものであると考えると、この医は意なりということばは、じつに深い意味を持つものであることがわかる。一読してわかるように、本書に示されている内養功にしろ保健功にしろ、内容的にはじつに単純なもので、言ってしまえばそれほど見栄えのするものではない。しかし、病気に対して自分の力で治るんだというポジティブな意識、そしてそれを継続しておこなう意志こそが、病気を克服する唯一の鍵なのであり、それぞれの功法を通して患者自身にその鍵をつかませることこそが指導者（医師）の役割なのだということは決して見失ってはならないことだろう。

本書は、もともと関西気功協会代表、津村喬氏の勧めに従い、協会内部資料ということで訳出したものであるが、氏およびせきた企画の関田稔氏の配慮によって、出版ということになった。

お二人がいなければ決してこんな形で出版されることにはならなかっただろう。改めて感謝の意を表する次第である。また、前書きを快く承諾していただいた張天戈、氏には原文中不明な点のチェックもお願いした。翻訳に当たっては神戸太極拳協会の劉莉女史、ならびに大阪市立大学の三浦國雄氏の協力が甚大であった。この場を借りて感謝したいと思う。

最後に、この翻訳・出版を快く承諾していただいた劉貴珍氏のご遺族の方々に感謝するとともに、故人のご冥福をお祈り申し上げる次第である。

神戸にて　　李　敬烈

一九九一年初夏

改訂版『病気を治す　気功療法実践』の訳者あとがき

今回の、『気功療法実践』の全面改訂は、新泉社の内田朋恵氏の、「本書をもっと読みやすい形で」という熱い意向を受けて実現したものである。

改訂に当たっては、前書ではなおざりにしていた古典引用部分の口語訳を加えること、中医学理論の説明をできるだけ一般の人にもわかりやすい形で提示することを特に意識しておこなったが、かなり行き過ぎと思われる意訳や解釈があることは、認めるところである。しかし、それらは本書の要点である「気功の有用性」を強調し、「気功の実践」を普及するという意図を損なうものではないと確信している。

さらに、原著が書かれた当時の中国の状況に鑑みて、今の時代に合致しないものに関してはすべて削除し、著者が伝えようとした「気功」の真髄がより純粋な形で伝わるように工夫をした。

昨今では、コロナ禍の影響もあって、自己の内面に向き合う、いわゆるマインドフルネスというのが、世界的に静かなブームになっているようである。この本で述べられているさまざまな方法も、このマインドフルネスの観点から捉えることができるだろう。

気功では、肉体の健康回復は、意識の集中、雑念の排除、プラス呼吸による気の誘導によって確実な効果をあげると考えるが、これは基本的にマインドフルネスの考え方と軌を一にするものであり、特に疾病の治療に重点を置いているという点では、マインドフルネスの一つの応用と捉えることができると思う。それはつまり、心の安定から、心・意識を使って肉体を修復し、心と体の健康を確かなものにするというあり方である。

本書を読まれる方は、マインドフルネスの一つのやり方として、本書を利用することもできるだろう。やり方としては、一般のマインドフルネスで教えられるものよりも多彩であるが、そこからさらに進んで、肉体の修復、病気治療に応用できる方法も、本書には示されている。

本書を読まれる方が、自らの目的に従って本書を活用していただければと思う。

二〇二一年七月

李　敬烈

本書は、１９９１年10月１日　第１版第１刷発行の『気功療法実践』（劉貴珍著、李敬烈訳）を全面改訳し、編集し直したものである。

訳者略歴

李敬烈《リ・ケイレツ》

一九五八年、山口県生まれ。北海道大学中退後、台湾に渡り太極拳を学ぶ。
帰国後、気功の研究・実践に取り組み、
気功健康教室ならびに勉強会を中心に活動している。
著書『だれにでもできる気功健康法』『心の癒しマニュアル』
『夢があなたを変える』（以上、新泉社）、
『気で効く本』（双葉社）、『10分間イメージ・ヒーリング』
『人生向上トレーニング』（サンマーク出版）
訳書『秘教瞑想に関する手紙』『新しい時代の教育』
『イニシエーション』（共訳、ＡＡＢライブラリー）ほか

イラスト　得地直美
デザイン　三木俊一
編集協力　阿部桃子

改訂版
病気を治す　気功療法実践

２０２１年８月24日　第１版第１刷発行

著者　劉貴珍（Liú Guì Zhēn）
訳者　李敬烈
発行者　新泉社
東京都文京区湯島１-２-５　聖堂前ビル
ＴＥＬ０３-５２９６-９６２０
ＦＡＸ０３-５２９６-９６２１

印刷・製本　創栄図書印刷株式会社

ISBN978-4-7877-2110-5　C2077

新泉社の本

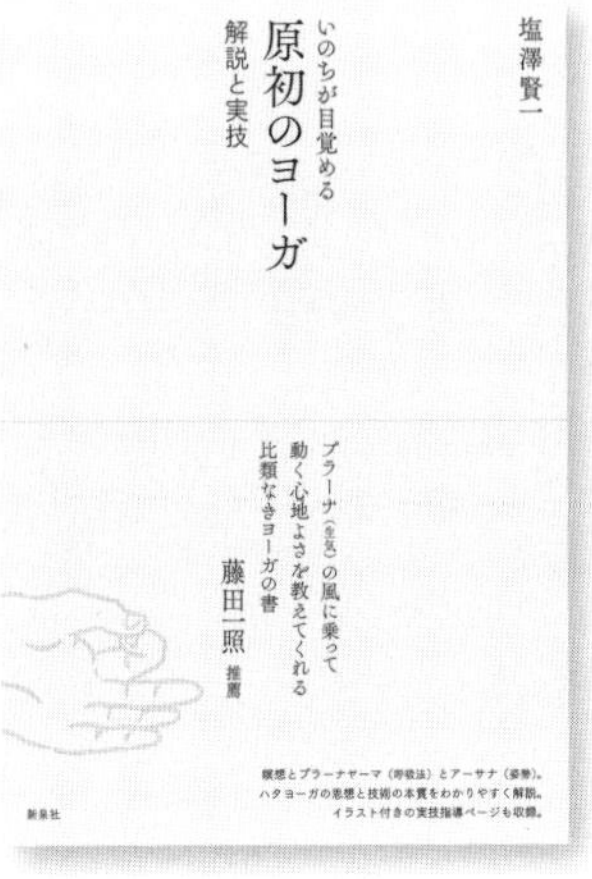

いのちが目覚める原初のヨーガ
解説と実技

塩澤賢一 著

四六判　並製280頁　2300円＋税
ISBN 978-4-7877-2108-2　C0014
2021年発行

自分の本質と宇宙の本質は同じであると気づくこと──瞑想とプラーナヤーマ（呼吸法）とアーサナ（姿勢）という、ハタヨーガの思想と技術の本質をわかりやすく解説した。イラスト付きの実技指導ページも収録。「アーディ・ヨーガ（原初のヨーガ）」教室を主宰する著者が、古代インドで生まれたヨーガ本来の姿を伝える。

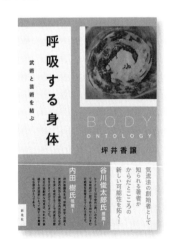

呼吸する身体
武術と芸術を結ぶ

坪井香譲 著

四六判　並製240頁　2300円＋税
ISBN 978-4-7877-1912-6　C0095
2019年発行

気流法の創始者として知られる著者による身体論。半世紀に及ぶ武術、芸術、瞑想そして生活などの過程を通して、「からだ」「ことば」「こころ」の三側面を真に活き活きととらえ、新しい可能性を拓いた。生命の叡智を現実に活かす方法を指南し、実際に役立つボディ・テスト・ゲーム16点を掲載している。